知的生きかた文庫

体がよみがえる「長寿食」

藤田紘一郎

三笠書房

はじめに
この「食べ方」がわかれば、怖いものなし!

病気にならずに長生きしたい。

介護の必要な体になって、家族に苦労をかけたくない。

最期のときまで、自分らしく生きていたい。


こうした思いは、日本社会に生きる誰もが抱える願いです。

戦後、日本人の寿命は50数年でした。高度経済成長とともに、日本の食卓は豊かになり、日本人の寿命は大きく延びました。今、日本人の寿命は80年といわれています。

戦後を生きた人たちは、思ったはずです。「これからの平和な時代、もっともっと長生きしたい」と。日本人はとてもがんばり屋の民族ですから、自分たちの努力によって、その願いを一途にも達成しました。

しかし、今、私たちはみんな思っています。「長生きするのが怖い」と——。

なぜなのでしょうか。答えは明白です。「長生き」と「介護」という言葉がイコールで結ばれてしまっているからです。現在、日本では約517万人もの人が介護を受けながら生活しています。単純に計算して、およそ23人に1人もの人たちが、介護の必要な体にあることになります。また、日本人の百寿者は約5万人とされています。つまり、百寿者の100倍以上もの人たちが、被介護者として暮らしているのです。

私たちは、この現実からもう目をそむけるべきではありません。

介護を受けながら暮らしている人たちは、確かに大勢います。**しかし、「長生き」と「介護」は、決してイコールではないのです。**それを証拠に、100歳を超えても、ご自身の人生を謳歌されている百寿者の方々はたくさんいます。その方々は、非常に強い、特別な生命力を持って生まれてきたわけではありません。ただ、「生き方」が上手なのです。

みなさんは、病気や体質をすぐに「遺伝」のせいにします。しかし、病気になるのは、「遺伝」のせいだけではありません。確かに遺伝的な要因はあるのですが、同じように病気のリスクがある遺伝子を持っていたとしても、発症する人と生涯を通して発症しない人がいます。その違いは、何だかおわかりになるでしょうか。

その違いとは、まさしく「生き方」なのです。

「生き方」とは、すなわち「食べ方」です。人は1日3回の食事をしながら、今日も生きています。今日の食事は、明日を支えるエネルギーにもなりますし、10年後の体もつくります。

体によい食を心がけていれば、10年後も医薬のいらない健康体を維持できているでしょう。つまり、**今日の食事をきちんとしていれば、10年後の未来を恐れる必要などありません**。未来にあるのは、今のあなたと変わらず、今日という1日を大事にいきいきと暮らしているあなた自身です。

本書では、健康長寿に効果が期待できる食べ物などを「長寿食」として紹介していきます。これらの食べ物をぜひ毎日の食卓にとり入れるようにしてください。医薬のいらない体が、まもなく築かれていくことと思います。

反対に、寿命を縮めかねない食品などを「短命食」としてとり上げていきます。10年後のあなたに自信を持ち、不安な心を一掃するためにも、「短命食」はできるだけ避けることです。

「医は食にあり」。そう昔からいわれます。わざわざ無駄な時間やお金を費やさずとも、病気を防ぐ「医」は毎日の食事の中にあるのです。

本書は、ご自身の未来に向き合い、健康長寿の手がかりをお伝えするためのものです。長寿の「食べ方」がわかれば、未来を恐れる必要はなくなります。本来、長生きとは喜ばしいものです。健康で人生を謳歌する長寿者が増えることは、心の豊かな社会の創出を意味しています。

今日の一食が、未来のあなたをつくります。素敵な未来に思いを馳せながら、「長寿のすすめ」をお読みいただけましたら、著者として望外の喜びです。

藤田紘一郎

◎もくじ

1章　食事から「体内年齢」は若くなる

2章

免疫力の高い体は、がんにならない

3章

心が安定する食、頭がよくなる食

4章 血管を大切にすることが、長寿への近道

5章 なぜ、「糖質」が体に悪いのか？

6章

元気な腸が、クスリも医者も遠ざける

7章

年齢に合った「食べ方」を始めよう

編集協力　高田幸絵
本文図版・イラスト　瀬川尚志

1章

食事から「体内年齢」は若くなる

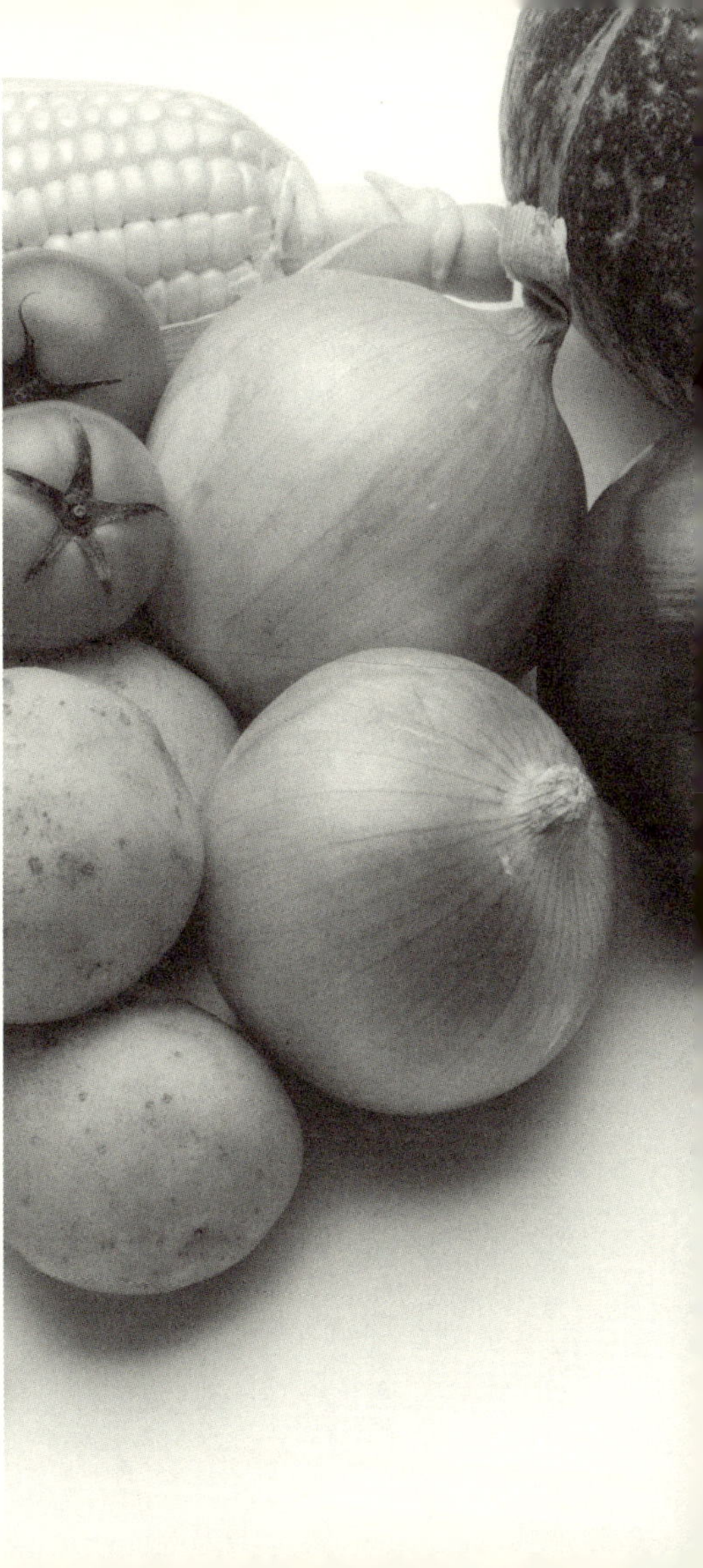

老化を防ぐ「万能食」はやっぱりコレ

「若返り」

心躍る言葉ですね。私もこの年齢になったら、地位も名誉も欲しくはなくなりました。欲しいのは、若々しい体と活力を生み出せる精神。「生涯現役」を貫ける健康長寿こそが、私のささやかにして最大の願いです。

私は、この願いを実現すべく、日々食事に気を遣っています。一食一食、口に入れるその一箸が、命を築くとわかっているからです。**「人は食べたものからつくられる」**とよくいわれますが、何を食べたかによって、人生は決まってくるのです。

さあ、今日の一食は何を食べようか。

そう考えたら、体によいものを送り届けてあげたくなりますよね。体によくないものを腸に入れ、つらい病気の種をまくなどということはしたくないものです。

長寿のもとは食にあり、若返りの妙薬も食にあるのです。

私が長寿食として第一におすすめしたいのは、「納豆」です。

「な～んだ、そんなものか」と思いましたか？　納豆をあなどるなかれ。数年前、某テレビ局がデータを改竄《かいざん》し、「毎日食べているとダイエットできる」などと大々的に放送したことは記憶に新しいところです。あの放送のウソがバレたために、納豆の健康効果もなんだか失墜したようなイメージが植えつけられてしまいました。

しかし、日本人にとって納豆は、長寿のためのパワーも、若返りのためのパワーも、兼ね備えている万能食です。**あのネバネバの茶色の一粒には、腸を元気にする物質がたっぷりと詰まっている**のです。

日本人は、体と心を育てる食べ物を、毎日の食事の中で脈々と食べつないできました。その一つが納豆なのです。

私も毎日納豆を1～2パックは食べています。朝は必ず食べ、昼もできる範囲で食べるようにしています。

「免疫力」が高い人は、ずっと若い

なぜ、納豆は長寿と若返りに効くのでしょうか。

人の命は「免疫」が握っており、納豆には免疫力を高める作用があるからです。

免疫とは、よく聞く言葉なので、みなさんもご存じでしょう。改めて簡単に説明するならば、病原菌などの外敵から体を守って病気になるのを防いだり、かかった病気を治そうとしたりする体内システムのことを免疫といいます。

長寿と若返りには、この免疫の力がとても大事です。納豆を日常的に食べておくと、免疫力が高まります。その理由を説明するために、21ページの図を見てください。免疫の働きは、このように三つに大別できます。

私たちの体は、健康と若々しさを維持するために、こんなにすごい機能を備えてい

「免疫力」があると、こんないいことが！

●●● 免疫の働き ●●●

感染防衛
風邪や食中毒などを起こすウイルスや細菌からの感染を防ぐ

健康維持
疲労や病気、ストレスによるダメージから回復して強い心身を築く

老化予防
新陳代謝を活発にし、機能低下や細胞組織の老化を防ぐ

免疫力を高めると？

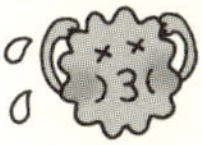

○
- がんの発生を抑える
- 老化を防ぎ、若々しさが促進
- うつ病などの心の病気を予防

免疫力が弱まると？

×
- アレルギー性疾患の発生
- 自己免疫疾患の発生
- 老化が進み、寿命が短くなる

るのです。みなさんが「若返り」と「生涯現役」を望むならば、免疫力を鍛えることが重要です。

免疫強化のために、日常的に食べておきたいのが、発酵食品です。微生物の力で食物を熟成させてつくられる発酵食品には、いずれも免疫力を向上させる作用がありま す。

発酵食品の中でも納豆がすごいのは、〝納豆菌〟を含むことです。納豆菌とは枯草菌と同じ分類に属する細菌の一種です。枯草菌は、自然界でごくふつうに見られる土壌菌の仲間です。私たちの腸には、3万種、1000兆個もの腸内細菌が棲みついています。その腸内細菌の大半が、土壌菌に属する菌たちなのです。

人体最大の免疫器官とは、腸です。免疫の7割を腸が築いています。腸の働きは腸内細菌に大きく影響されていて、腸内バランスが安定していれば、免疫力も向上します。腸の最大勢力の一つである土壌菌を腸に入れることは、腸内細菌の活性を高め、免疫力を向上させることにつながるのです。

よって、納豆を毎日食べておくと、長寿と若返りに効くのです。

「納豆＋ネバネバ食品」で免疫アップ

納豆を食べるときには、十分に練って、ネバネバをたっぷり引き出してあげましょう。そのうえで、ネバネバした食材を一緒にまぜるとベストです。ネバネバ食材には、腸内細菌の大好物である水溶性の食物繊維がたっぷり含まれます。

具体的には、山芋やオクラ、モロヘイヤ、メカブなどです。これらのネバネバ食品を二つ以上納豆にまぜましょう。これを私は「ネバネバ3兄弟」と呼んでいます。簡単につくれるのに、免疫力を高めるパワーも腸の健康をうながすパワーもバツグンです。私も毎日食べているので、いつでも快腸です。

それではなぜ、納豆菌のように、もともと腸に棲みついている菌を、日常的に外から入れることが、免疫力アップにつながるのでしょうか。

腸の常在菌が外から入ってくると、その菌は仲間が入ってきたことに刺激され、働きを活性化させます。入ってくる菌の数や種類が多くなれば、そのぶん腸内細菌が動き、腸全体が働きを高められるのです。腸内細菌は免疫細胞を活性化する働きを持つとお話ししました。**腸内細菌が元気になれば、免疫力も必然的に高まります。**

納豆が免疫強化に効く理由は、まだあります。その一つは、納豆菌などの枯草菌が固い殻に覆われていることです。枯草菌は固い殻に守られているので、胃という過酷な環境下も通り抜けて、生きて腸まで届きます。腸に届くと殻を破り、腸にいる仲間の菌たちを刺激して、元気づけるのです。

さらに納豆には、健康作用の高い栄養素がさまざま含まれています。たとえば、骨粗しょう症や女性の更年期障害を予防する「イソフラボン」、悪玉コレステロールや中性脂肪を減らす「レシチン」のほか、カルシウムの吸収をうながす「ビタミンK」もあります。また、強力な抗酸化力を持つ「ビタミンE」も納豆は備えています。抗酸化力とは、細胞をサビさせて老化やがんを引き起こす「活性酸素」を無毒化するパワーのことです。

なぜ、「大豆のタンパク質」が体にいいか

豆腐も若返り食品として、ぜひ食べていただきたいものの一つです。

豆腐などの大豆製品にはタンパク質が豊富に含まれます。若返りのためには、タンパク質の働きがとても重要です。人の体は、水分を除いたうちの約半分が、タンパク質でできているからです。

つまり、**体をつくる材料として鮮度の高いタンパク質を体に送り込むことが、若々しさをうながす決定打になってくる**のです。

肉や魚もタンパク質の豊富な食品ですが、大豆タンパク質には、動物性タンパク質が持たない、すごい働きがあります。私が注目しているのは、大豆タンパク質に含まれる「β《ベータ》－コングリシニン」という成分です。

β－コングリシニンには、中性脂肪が肝臓でエネルギーに転換されるのをうながす働きがあります。中性脂肪とは、体についたブヨブヨのぜい肉のこと。すなわち、肥満の原因物質です。

肥満は、糖尿病やがんなどの生活習慣病を起こす要因の一つです。

また、肥満の体は、活性酸素を出しやすくなっています。活性酸素とは、細胞をサビさせる毒性の強い物質のことです。

肥満になると、腸の中も活性酸素が充満した状態になりやすく、腸内細菌や免疫機能にも大きな打撃を与えることになります。

長寿と若返りのためには、中性脂肪が体に過剰に蓄えられるのを防ぎ、すでに蓄積している中性脂肪を減らす必要があったのです。

そこで積極的に食べていただきたいのが豆腐というわけです。

豆腐を食べれば、β－コングリシニンが中性脂肪を効率よく燃焼してくれます。しかも、β－コングリシニンは、小腸でも優れた働きをします。余分な脂肪が小腸に入ってきても、β－コングリシニンがその吸収を防いでくれるのです。

「肉は日本人に合わない」はウソ

さて質問です。

豆腐はタンパク質を主成分とする食品です。肉もタンパク質を主としています。豆腐と肉、日本人の体に最も適しているタンパク質はどちらでしょうか？

「豆腐」と答えた方、残念ですが不正解です。

「植物性タンパク質をとっていれば、肉は食べなくてもよい」という考え方が広く浸透しています。しかし、これは完全なる間違いです。こうした誤った健康法に惑わされてしまうと、命を縮めるもとになります。気をつけなければいけません。

私たちの体には、大豆タンパク質も必要ですが、動物性タンパク質も欠かせない重要な栄養素です。ですから、正解は、「どちらも必要」でした。

「農耕民族の日本人は、欧米人より腸が長い。肉を食べると腸に長くとどまり、腐敗しやすいので体に悪い。日本人の腸は植物性食品を消化するのに適している」

こんな説を目にすることが多いと思います。「日本人は肉を避け、植物性タンパク質だけをとっていたほうが健康になれる」という考え方は、「日本人は腸が長い」という仮説から来ているようです。

しかし、そんなことはないのです。日本人も欧米人も腸の長さはほぼ同じです。約700万年前、チンパンジーから分かれて人類が誕生したのち、膨大な時間をかけてともに進化する中で、私たちは雑食動物となりました。命を長らえるには、雑食に生きることが自分たちの体に最も適していると体験的に知ったからです。

雑食動物として進化してきた私たち人類は、みな腸の長さはほぼ同じです。「日本人だけ長くてすばらしい腸を持っている」というのは、幻想に過ぎないのです。

「日本人の腸も欧米人の腸も、長さに変わりはない」ということは、亀田メディカルセンターの永田浩一先生らの研究グループが大規模な調査を行ない、日本消化器内視鏡学会誌に発表されています。

ホルモンと肉食の重大な関係

「過ぎたるはなお及ばざるが如し」

長寿と若返りのための食を考えるとき、私たちはこの一言を忘れてはなりません。

豆腐は良質のタンパク質を含みますが、長寿の実現には、そればかり食べていてもダメなのです。とくに、50歳を過ぎたら、肉の力が健康長寿には不可欠となってきます。だからといって、肉を食べ過ぎるのもよくありません。

50歳を過ぎたら、週2回ステーキを食べるのが、肉食の頻度としてちょうどよいと私は考えています。

なぜ、50歳を過ぎたら肉が必要になるのでしょうか。それは、肉の持つコレステロールをそれまで以上に体が欲するからです。

人が若々しく生き続けるには、性ホルモンが必要です。コレステロールは、この性ホルモンの材料になります。

性ホルモンといえば、男性は男性らしく、女性は女性らしい外見と考え方を創出してくれる物質です。子どもをつくり、生み、育てるうえで欠かせないホルモンでもあります。ただし、50歳前後、生殖期を終える頃、その分泌量は激減します。女性は閉経とともに一気に減少し、男性は加齢とともに徐々に減っていくのです。

しかし、性ホルモンは、成熟期・老年期に入った人たちにも不可欠です。**性ホルモンは、イキイキと若々しく生きる力を与えてくれるホルモンです。**これが減少すると、抑うつ感や不安、疲労感、記憶力や集中力の低下、睡眠障害などが招かれます。50歳前後から、更年期障害に悩まされる人は男女ともに多くなりますが、すべての不快症状は性ホルモンの減少が引き起こすものなのです。

50歳前後に分泌能力が落ちてしまうならば、材料となるコレステロールを、意図的に多く体に入れてあげる必要が出てきます。そのためにこそ、50歳からは肉を食べ始める必要があるのです。

肉を食べるなら、「ステーキ」で

「なぜ、ステーキがよいのですか？　細切れ肉ではダメなのですか」

という声が聞こえてきそうです。

肉とは、私たちの本能に眠る野生性を呼び覚ましてくれる食物だと考えています。

私たち人類も、約1万年前までは、野生の動物と同じように動植物を狩猟して暮らす自然界の一員でした。しかし、約1万年前頃から農耕の歴史が始まります。欧州で農耕が始まったのは約9000年前、日本に伝来したのは縄文後期（約4000年〜5000年前）でした。本格的な農耕社会に入ったのは弥生時代の紀元前300年〜紀元後300年であり、今からわずか2000年前後のことなのです。

農耕社会に入ると、支配階級と被支配階級ができ、時間とお金に余裕のできた支配階級者は生活を豊かで便利にするために、文明や文化を発展させました。700万年という人類の歴史に対し、わずか1万年から数千年のうちに、ジャングルや草原といった生活環境を「快適で効率的で清潔な社会」に、人は変えてきたのです。

ところが、落とし穴がありました。私たちの体を構成する60兆個もの細胞は、1万年前から変わっていないということです。私たちの体の進化は、文明の発展のスピードについていけません。細胞はいまだ自然界での衣食住を求めているのです。

細胞は変わらないのに、衣食住という環境が激変すると、どんなことが招かれるでしょうか。アレルギー性疾患や自己免疫疾患などの免疫の誤作動が起こす病気や、がん・心筋梗塞・脳梗塞・糖尿病などの生活習慣病、うつ病などの心の病は、昔はほとんどなかった病気です。これは、現代の生活環境と私たちの体がうまく適合できていないことを表していると、私は考えています。

病気を防ぎ、長寿を極めるには、自分の中の野生性を取り戻すことがまず必要です。ステーキという肉の原型がわかるワイルドな食べ物は、肉食を好む「人間」という野生性を呼び覚ましてくれるパワー食だと私は思っています。

腸が汚れない「食べ合わせ」のコツ

私がステーキを食べる頻度を週2回にするのには、理由があります。それは、肉によって腸が汚れるのを防ぐためです。

肉が腸の中で腐敗しやすい物質であることは確かなことです。腐敗菌である悪玉菌は、動物性の脂肪やタンパク質が大好物だからです。毎日のように頻繁に大量に食べていると、腸内で悪玉菌が大繁殖して、毒性物質をつくり出します。この毒性物質が体内に入り込むと、内臓諸器官の細胞を傷つけ、がん細胞を生み出したり、老化を促進したりする原因になります。

しかし、**週2回、すなわち3日に1度くらいの頻度であれば、腸を汚す心配はさほどなくなります。**なおかつ、ステーキはたっぷりの野菜と一緒に食べていれば、悪玉菌が異常に繁殖する心配はまるでなくなります。腸内細菌たちにとって最大のごちそうとは、野菜に含まれる食物繊維だからです。

食物繊維が大好物であることは、悪玉菌にとっても同じです。しかも、ありがたいことに、食物繊維をエサとしていると、悪玉菌は異常繁殖することも、毒性物質を放散することもないとわかっています。さらに、私たちの体に不可欠なビタミン類を合成し、外敵をいち早く倒しに向かう番兵のような働きまでしてくれるのです。

食物繊維には二つのタイプがあります。水に溶ける水溶性のものと、水に溶けない不溶性のものです。**腸内細菌がより好むのは水溶性のタイプです。**水溶性の食物繊維は、昆布やワカメなどの海藻類のほか、コンニャクにも含まれます。インゲン豆や小豆、大豆、ヒヨコ豆、エンドウ豆などの豆類のほか、エシャロット、ニンニク、ゴボウ、キャベツ、アボカド、梅干しなどにも多く入っています。また、納豆やオクラ、モロヘイヤ、サトイモなどネバネバした食品にも豊富です。

私はステーキを食べるときには、これらの野菜を使ったサラダをたっぷりと食べ、悪玉菌も「善玉化」させるよう心がけています。

寿命を縮める「活性酸素」とは？

50歳を過ぎたら、週2回ステーキを食べ始めるとよいのですが、反対にやめたほうがよい食べ物もあります。その一つが、主食です。白米やパン、うどん、ラーメン、パスタなどの主食には、糖質がたっぷり含まれるからです。

毎日当たり前のように食べている主食を「やめなさい」と突然いわれても、「ムリ！」と拒否したくもなるでしょう。「どうやってお腹を満たせばよいの？」という困惑も生じると思います。しかし、**50歳を過ぎた体には、糖質は「毒」となります。**

それではなぜ、「50歳から」と年齢に条件がつくのでしょうか。

私たちの体は、糖質をエネルギー源とする「解糖エンジン」と、酸素を燃焼させて効率よくエネルギーを生成する「ミトコンドリアエンジン」という、ハイブリッドエンジンで動いています。

二つのエンジンは、お互いに助け合いながら動いているのですが、メインで動くエンジンは、50歳前後に切り替わります。50歳までは瞬発力に長けた解糖エンジンがメインで動き、50歳を過ぎた頃から、人体は持久力に長けたミトコンドリアエンジンにエネルギーの供給を頼るようになります。

ミトコンドリアエンジンは、精巧で優秀なエネルギー生成システムなのですが、それゆえにわずかな誤作動にも影響され、取り込んだ酸素を活性酸素に変えてしまう性質があります。**活性酸素とは、強力な酸化力を持つ物質で、老化を導き、寿命を縮めてしまう原因物質です。**このミトコンドリアエンジンの誤作動を起こす一番の要因が、50歳を過ぎても解糖エンジンを活発に動かしてしまうことなのです。

解糖エンジンは、高糖質の状態に体がある際、活発に動き出します。体を高糖質の状態にしないためには、主食という糖質たっぷりの食物を口にしないことです。

一方、40代までの人は、解糖エンジンがメインで動いています。体が糖質を必要としているわけですから、完全に糖質をやめてしまっては体によくありません。

長寿エンジンが動き出す「呼吸法」

瞬発力に長けた解糖エンジンは、子づくりのためのエンジンです。持久力に長けたミトコンドリアエンジンは長寿のためのエンジンです。50歳を過ぎた人が長寿と若返りを達成するには、ミトコンドリアエンジンを円滑に動かす必要があります。

ミトコンドリアとは、私たちの細胞一つ一つに存在する小さな粒子です。一つの細胞には約100～3000個ものミトコンドリアがあります。総重量は体重の10％も占めるという、実際には大きなエネルギー生成工場なのです。

ミトコンドリアでは、食事で得た栄養素から電子を取り出し、肺から送り込まれる酸素と反応させて、エネルギーをつくり出しています。よって、**ミトコンドリアを円滑に稼働させるには、十分な酸素が必要となります。**

酸素は食べ物ではありませんが、私たちが1日3度食事をするように、ミトコンドリアにも1日数回新鮮な酸素をたっぷりと送り届けてあげましょう。それには、深呼吸が最適です。

私は、**「丹田呼吸法」**を実践しています。丹田は、おヘソと恥骨の中間あたりにあります。まず、目を閉じて心を落ち着け、丹田に新鮮な酸素を届けるつもりで、鼻から息をゆっくりと大きく吸い込みます。丹田の部分が膨らんだら、今度は口からゆっくりと息を吐き出します。これを心地よくなるまで、数回繰り返しましょう。

酸素が十分に体内に入ってくれば、ミトコンドリアエンジンの働きもスムーズになります。そのうえで主食を断った生活を送っていると、ミトコンドリアは無駄な中性脂肪を使ってエネルギーをつくり出します。当然、体重は減り、肥満は解消されます。すると、ミトコンドリアの合成に必要な遺伝子が活性化するのです。つまり、新しいミトコンドリアが次々に生み出されるようになるのです。新ミトコンドリアは誤作動を起こしにくい高性能のものです。50歳からは、ミトコンドリアエンジンをスムーズに動かすことによってあらゆることがうまくいくようになるのです。

ブドウやリンゴが、細胞を長持ちさせる

健康長寿を目指すならば、自分の寿命を何が決めているのか知っておく必要があるでしょう。「運命」だと思いますか？　違います。答えは、**「テロメア」**と呼ばれる染色体の一部です。

テロメアは染色体の腕の末端に鞘《さや》のようにかぶさっている構造物です。細胞は分裂のたびに、核内に収められた染色体も正確にコピーし、新しい細胞に受け継ぎます。この細胞分裂の際、テロメアは1基対ずつ数を減らします。人間のテロメアは誕生時には1万塩基対あり、年平均50塩基対ずつ短くなっていきます。そして、約5000塩基対まで短縮すると、細胞の寿命が尽きます。これが人間の「死」にあたります。

誕生時1万塩基対のテロメアが年平均50ずつ減っていくとして、5000塩基対まで

数を減らすには100年かかります。つまり、人は誰もが100歳の寿命を持って生まれてきていることになります。

テロメアは「寿命の回数券」とも呼ばれます。上手に使えばテロメアの短縮の速度をゆるやかにできるからです。そうしてテロメアを上手に使えば、人は125歳まで生きられることがわかっています。ところが、使い方が荒いとテロメアの短縮は速まります。テロメアを無駄にするのは、病気や乱れた生活習慣、喫煙などです。

なかでも最もテロメアの短縮を急がせてしまうのは、活性酸素です。よって活性酸素の害を消せるような抗酸化作用の強い食品を日々食べることが、テロメアの短縮をゆるやかにしてくれます。

順天堂大学加齢制御医学講座の白澤卓二教授の研究によれば、長寿村として知られる長野県高山村の高齢者の大半が、全国平均よりテロメアが長いことがわかりました。この地域はブドウとリンゴの生産がさかんで、頻繁に食べられています。ブドウとリンゴには強力な抗酸化物質やビタミン類が豊富で、そのことが住民の長寿を築いている一因ではないかと考えられています。

主食をとるなら「全粒穀物」がいい

テロメアによいと知られている食べ物には、**「全粒穀物」「穀物繊維」「食物繊維」「ビタミンE」**があります。

私は、さきほど50歳を過ぎたら、主食となる食べ物を控えることが長寿の秘訣だとお話ししました。ただし、全粒穀物ならば楽しみ程度に食べてもよいと思っています。

全粒穀物とは、白く精製されていない、食物繊維をまとったままの穀物です。たとえば、ご飯ならば玄米や五穀米、パンならば全粒粉のパン、麺類ならば十割ソバなどです。これらは、食べることによってテロメアの短縮を防ぐ効果があることがわかっています。

私も、もともとはご飯やラーメン、パンなどの主食が大好きでした。これを断つときには、大変に苦しい思いをしました。この苦難から自分を助けるためにとった秘策が、「昼ご飯時、楽しみ程度に少しだけ五穀米を食べる」というものでした。

50歳を過ぎて最もよくないのは、解糖エンジンを即座に働かせてしまうような、白く精製されたものを食べることです。

白米や白い小麦粉を使った主食となる食品は、食物繊維をそぎ落としているために、腸からの吸収が早く、血糖値（血液中のブドウ糖の量）を跳ね上げてしまいます。これが体にはよくないのです。

血糖値が急上昇すれば、解糖エンジンが瞬間的に動き出します。また、詳しくはあとでお話ししますが、体の「スローミイラ化」を進めてしまいます。

しかし、五穀米や玄米などの全粒穀物ならば、食物繊維がまわりを覆っているため、糖質の消化吸収に時間がかかります。**穀物の繊維は、テロメアの短縮を防ぎます。**また、食物繊維は腸内細菌のエサにもなるので、免疫力の強化にもつながります。主食を食べたい人は、白く精製されていないものを、楽しみ程度に小さなお茶碗で1杯程度だけ食べるようにするとよいでしょう。

長寿遺伝子を呼び覚ますチップス

ＤＮＡとは「遺伝情報の設計図」とも呼ばれ、無数の遺伝子が鎖のように連なる非常に長い物質です。これをあるタンパク質に巻き込み、「Ｘ」字の形になったものが染色体です。

この遺伝子の鎖には、寿命や老化、若返りなどに関与しているとされる長寿遺伝子が存在しています。長寿遺伝子は、ふだんは眠っていて稼働していません。ところが、ある条件が整うとスイッチがオンになることがわかっています。その条件の一つとは、**抗酸化物質であるレスベラトロールを摂取すること**です。

レスベラトロールには2種類あります。一つが「トランス・レスベラトロール（単量体）」と呼ばれるもので、ブドウや赤ワインなどに含まれます。もう一つは「レスベラトロール二量体」といわれるもので、これは単量体が2個結合したものです。

このレスベラトロール二量体は、体内での効果が長時間持続するといわれ、今、世界的な注目が集まっている抗酸化物質です。

レスベラトロール二量体を含む植物は数少ないのですが、その一つがインドネシアに生息する「メリンジョ」と呼ばれる樹木の実です。メリンジョの実はどんぐりほどの大きさで、赤色やオレンジ色をしています。この実にレスベラトロール二量体が豊富に含まれているのです。

インドネシアの人々はメリンジョの種を「ウンピン」というチップスに加工して、子どもから老人まで日常的に食べています。**ウンピンの消費量がとくに多いジョグジャカルタ特別州の平均寿命は、インドネシア全体より4~5歳長いそうです。**レスベラトロール二量体を豊富に含むウンピンのおかげではないかと推測されています。

私は40年間、毎夏インドネシアのカリマンタン島に医療調査へ出かけています。同国へ着くと、お酒のつまみにこのウンピンをいただきます。ほのかな苦みがあとをひく味わいです。日本でもインターネットなどを利用して購入できるようです。

氷結水――自宅の冷凍庫でつくれる若返りの水

私の専門は、寄生虫学や感染免疫学です。世界の発展途上国で「水が運ぶ病原体」の研究をしているうちに、世界の飲料水の調査も行なうようになりました。

世界の飲料水事情を調べるために訪れた国は、60カ国以上にのぼります。その中で、さまざまな水と出合いました。「魔法の水」と現地の人たちに崇められている水もあります。なかにはあやしげなものもありますが、奇跡を思わせる水も確かに存在しています。

その奇跡の水の一つが雪どけ水です。雪どけ水、または氷がとけた水には、生物を元気にする力のあることが確認されています。北極では氷がとけた海水でプランクトンの異常増殖が認められています。旧ソ連の学者たちは、雪どけ水が種の発芽を早め、植物の成長を促進させ、鳥のヒナの成長を早めたと報告しています。

日本にも古代から、雪どけ水を飲むと若返るといわれる「変若水《おちみず》」の信仰がありま す。肌が白くて美しい「秋田美人」は、豪雪地帯の雪どけ水が生むと考えている人もいます。雪どけ水には炭酸ガスと酸素が多くとけ込み、これが秋田美人の美肌をつくるのだろうということです。

そこで、私は雪どけ水を参考に、「若返りの水」を自宅で簡単につくる方法を考えました。これを私は**「氷結水」**と呼んでいます。

まず、大きめの平らな容器に水道水を入れ、冷凍庫で半分だけ凍らせます。その氷の中央を割って、まだ凍っていない水を捨てます。ここに、塩素やトリハロメタンなどの不純物が含まれているからです。そのまま水を室温に置き、氷をとかします。これで「氷結水」は完成です。

すっきりとしてまろやかな味わいが特徴の水です。こんなにおいしく、若返り・美肌効果を期待できる水が、自宅の冷凍庫で簡単につくれるのです。ぜひ、一度試してみてください。

「水選び」で注意したい5つのこと

私が考える「長寿をつくり出す水」のポイントは、5点あります。

第1に、天然の生水であること。煮沸消毒した水などは、水の生理活性を奪ってしまうため、長寿の水とはなり得ません。天然水は必ず「非加熱」と書かれた水を購入するようにしてください。

第2に、アルカリ性の水であること。人体の体液は通常、弱アルカリ性を保っていますが、疲れが溜まってくると酸性に傾きがちになります。常にアルカリ性の水を体に入れていると、体液が酸性に傾くのを防ぎ、疲労の蓄積を妨げます。

第3に、カルシウム・マグネシウムをバランスよく含むこと。カルシウムとマグネシウムの含有バランスは2対1が理想です。このバランスにあるとき、カルシウムの吸収率が最もよくなります。

第4に、サルフェートというミネラルを含むこと。サルフェートには、有害物質や血液中の老廃物を尿とともに体外に出し、新陳代謝を高める作用があります。体内のデトックス（毒出し）効果の高いミネラルです。

第5は、シリカ（ケイ素）を含むことです。シリカは、人間の骨や血管、皮膚、髪の毛、爪などの生成に欠かせない重要なミネラルです。昔の人は、粟やキビ、麦などを日常的に食べ、シリカを摂取していました。しかし、現代人はこうしたものを食べなくなりました。そのため、シリカの摂取量が慢性的に不足しがちです。

シリカの不足は、ハゲを引き起こします。髪の毛の育成に重要なシリカが体内に入ってこないため、新たな髪の毛をつくれなくなるからです。

現代人が若返るためには、シリカを含む良質の天然水を日常的に飲むことです。シリカ水を飲んでおくと、男性はハゲを予防・改善できます。また、女性は美肌や爪を美しく保つことができます。さらに、骨粗しょう症を防ぎ、血管を若々しく保つ効果も期待できるのです。

2章

免疫力の高い体は、がんにならない

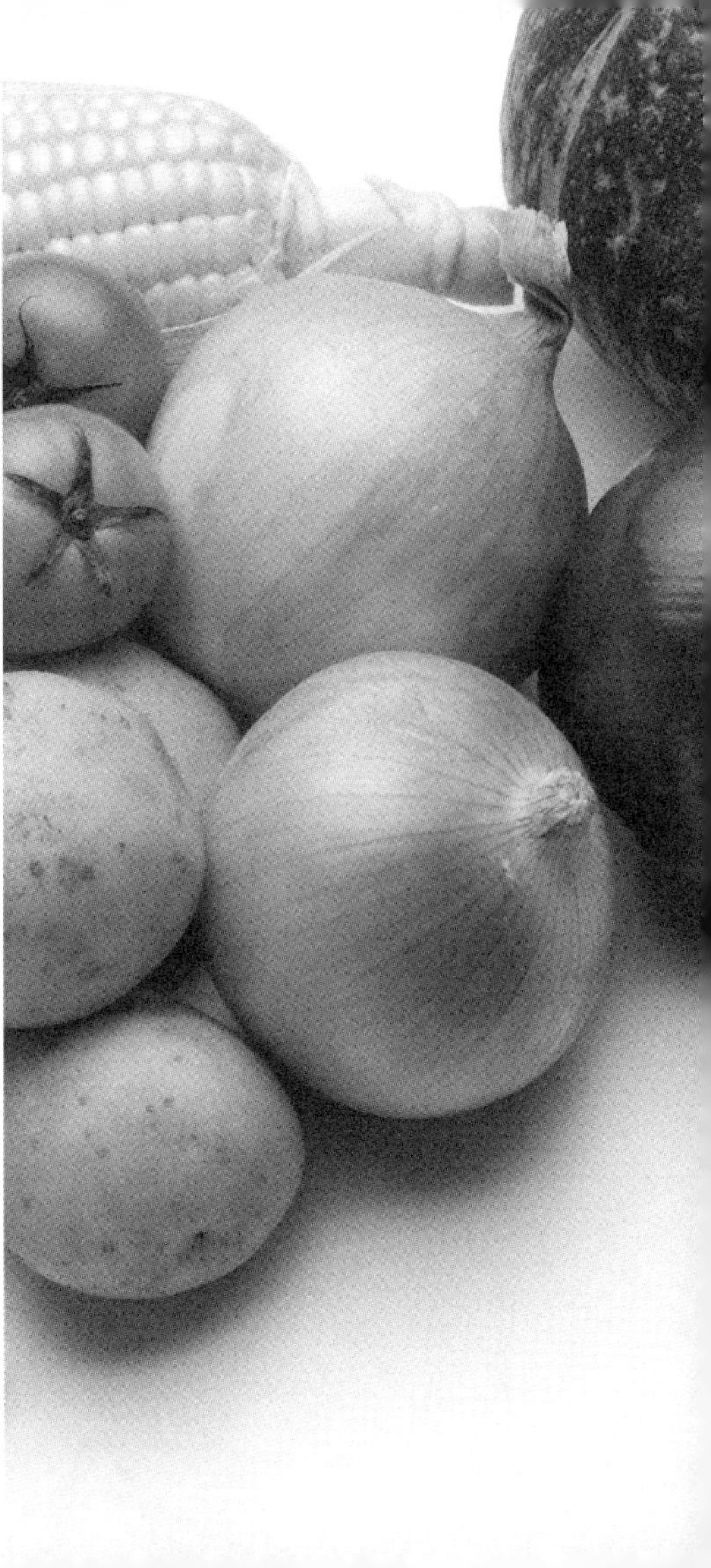

一番「抗がん作用」が高い食品は？

がんのリスク遺伝子を同じように持っていても、発症する人もいれば、しない人もいます。この違いを決定づけているのが生活習慣です。その中でも最重要課題となるのが、食事です。つまり、がんの発症率の高い現代社会の中で、私たちががんを避けて生きる方法とは、ふだんの食事にあるのです。

それでは問題です。食べ物の中で最も抗がん作用が高いといわれているのは、何でしょうか。答えは、ニンニクです。

米国の国立がん研究所は、植物性食品にはがんを抑える作用があるという疫学調査を行ない、がんを予防する食品をまとめて「デザイナーフーズ・ピラミッド」を作成しました。**この食品群の中でトップに輝いたのがニンニクなのです。**

がんを抑える植物性食品ランキング

1 ニンニク

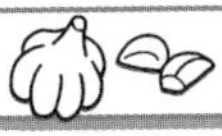

2 キャベツ

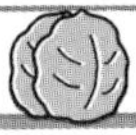

3 甘草・大豆・ショウガ

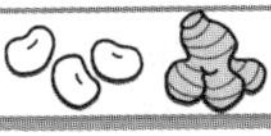

4 セリ科植物（ニンジン・セロリ・パースニップ）

5 玉ネギ・お茶・ターメリック

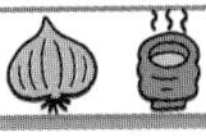

6 玄米・全粒小麦・亜麻

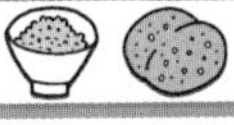

7 柑橘類（オレンジ・レモン・グレープフルーツ）

8 ナス科植物（トマト・ナス・ピーマン）

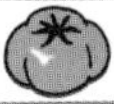

9 アブラナ科植物（ブロッコリー・カリフラワー・芽キャベツ）

10 メロン・バジル・タラゴン・エンバク

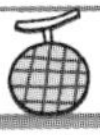

11 ハッカ・オレガノ・キュウリ・タイム・アサツキ

12 ローズマリー・セージ・ジャガイモ・大麦・ベリー

※米国国立がん研究所「デザイナーフーズ・ピラミッド」より

ニンニクの抗がん作用が最初に報告されたのは1975年でした。その後、世界各国にて大規模な疫学調査が行なわれ、乳がん、結腸腺がん、胃がんの予防に有効であると確認されています。日本では2004年に51人を対象とした大腸がん予防の臨床試験が行なわれ、ニンニクをより多くとっているグループのほうが大腸がんの発症リスクが低下したことが報告されています。

ただし、ニンニクは調理法によってがん予防の作用が変化してきます。すりおろしたもの、焼いたもの、炒めたものなどさまざまな調理法で、1日4グラム程度をとるとよいでしょう。ニンニク4グラムとは、小さめのものならば約1かけです。

今や日本は2人に1人ががんになる時代に突入しています。死ぬまで元気であり続けるには、がんを防ぐことが最重要課題になってきているのです。

「がんは遺伝子の問題が大きい」と思われているかもしれませんが、がんの発症には遺伝子よりも生活習慣のほうが深く関与していることがわかっているのです。前ページのランキングを参考に今の食生活を見直してみてはいかがでしょうか。

味噌が、放射線から体を守る！

現代を生きる私たちの周りには、目に見えない有害物質がたくさん存在しています。このうちの半分は、人間が科学的につくり出したものであり、その多くはがんを誘発することがわかっています。そうした中で、日本人が今最もおびえているのが放射線でしょう。福島第一原子力発電所の事故以来、被災地の方々を中心に放射線被曝の害におびえる生活を送るようになりました。放射線被曝が不安視されるのは、被曝量が多くなると細胞が傷つき、がんを発症する確率が高まるからです。

実は、放射線被曝における人体への被害を防ぐ方法は、原発事故以前より行なわれていました。米国バイオテクノロジー企業のA・グドコフ教授らは、腸内細菌がつくり出すタンパク質に放射線障害を防御する作用があることを確かめ、それをもとに薬を開発しています。実験では、致死量の放射線を当てられた二つのグループのサルのうち、薬を投与されなかった群のサルは70％が死亡したのに対し、薬を注射されたグループは全頭生き残り、放射線障害の度合いも少なかったそうです。

日本では、広島大学の伊藤明弘教授らが、味噌が放射線障害を防ぐことをマウス実験により確認しています。味噌の放射線障害防御作用は、味噌の熟成期間が長くなるにつれて大きくなっていました。つまり、発酵菌が多いものほど効果が高くなるということです。これは何を示すのでしょうか。

さかのぼること約20億年前、地球にはオゾン層が形成されていましたが、今より強い放射線が宇宙から注がれていました。そのときに地上にまず発生したのが細菌や酵母、カビなどの原始生物です。よって、細菌や酵母、カビなどは放射線に強い抵抗性を持っています。**こうした微生物を腸内にとり入れることが、その人自身の放射線への抵抗性を高めることになります。**なかでも味噌は熟成度の高いものほど麹菌、酵母菌、乳酸菌などの優良な発酵菌が豊富です。広島での原爆後遺症の調査では「味噌を食べていたので後遺症が軽くて済んだ」という報告がされています。

潔癖すぎると、腸は弱くなる

腸内細菌を増やすことが、免疫力を向上させると1章でお話ししました。がん予防のためにも、免疫力は非常に重要な働きを行ないます。がん細胞が体内で発生したとき、これをいち早く消失させるために働くのが、免疫細胞たちだからです。

ところが、私たち現代人の腸内細菌は、とても困った状態にあります。私たちの腸には、平均して3万種、1000兆個もの腸内細菌が棲みついています。ただし、この数はすべての人に当てはまるのではなく、個人差が大きくあります。少ない人では、腸内細菌が戦前の人の3分の1にまで減ってしまっているのです。

なぜ、こんなことが起こっているのでしょうか。**最大の理由は、私たち日本人がよかれと築いてきた「キレイ社会」にあります。**

腸内細菌は、外から仲間の菌が入ってくることによって活性化し、数を増やす性質があります。また、外敵とみなされる菌が入ってくると、多種多様な菌たちがこれを排除しようと働きます。つまり、腸内細菌の仲間の菌たちだけでなく、腸内細菌を連携して動かすような「チョイ悪菌」を適度に腸に送り込むことが、腸内細菌の活性化には不可欠なのです。

ところが、「キレイ社会」に生きていると、目に見えない細菌の存在が、私たちの健康を侵害するような、とてつもなく不潔な存在に感じられるようになります。その不安感が、殺菌・除菌・抗菌という行為に走らせます。しかし、身の回りから菌を排除する行為は、結局は腸内細菌の数を減らし、腸の弱体化を招くだけなのです。

腸内細菌を活性化させることとは、免疫力を高めることであり、放射線への抵抗性を強めることでもあります。そのためには、まずは化学薬品を使った殺菌・除菌・抗菌グッズの使用をやめることです。また、**「落ちたものも食べましょう」**と私は長年い い続けてきました。土壌菌の摂取は、腸内細菌を活性化するからです。私は、大量の土壌菌を詰めたカプセルを1日1錠、自らの健康のために飲んでいます。

免疫細胞はキノコで強化できる

大地に生息する土壌菌と私たちの腸内細菌は、構成がほぼ同じです。このことは、東京大学の研究によっても確認されています。腸内細菌の遺伝子解析データによれば、腸内細菌の半分以上を占めるファーミキューテス門と呼ばれる細菌群と土壌菌の構成がほぼ同じだと実証されたのです。また、納豆菌を含む発酵食品に含まれる菌群も、腸内細菌叢《そう》（腸内細菌の集合体）と似通った構成をしていることがわかりました。

つまり、腸内細菌の活性化には、落ちたものも食べて土壌菌を摂取すること、発酵食品を積極的に食べることが有効というわけです。

また、**菌が育てた食べ物にも免疫力を活性化する作用があります。**その食べ物とはキノコです。キノコにはβ《ベータ》－グルカンという免疫力を高める成分が多く含まれます。

この成分は、腸内細菌や酵母、菌類、カビ類などの細胞壁にも存在しています。

β-グルカンは天然物質の中で最も有効な免疫増強物質といわれています。では、β-グルカンは体内でどのような働きをするのでしょうか。

私たち人類は、700万年前に地球上に誕生したといわれています。医療が存在しなかった人類の歴史の大部分は、寄生虫や細菌、ウイルスなどの微生物の攻撃にさらされ続けてきた歴史でもあります。こうした外敵との絶えない攻防が、人体に強固な免疫システムを築かせました。そのおかげで人類は今日にいたるまで生き残り、数を増やすことができたのです。

この免疫のシステムはβ-グルカンによく反応します。β-グルカンは、外敵となる微生物の細胞壁にも存在しているからです。よって、**キノコのβ-グルカンが腸内に入ってくると、免疫細胞は外敵が入ってきたと勘違いしてパワフルに働き出します。**そのパワフルさで、がん細胞にも反応し、攻撃を繰り返してくれるのです。

キノコを食べるならば、種類はなんでもかまいません。シイタケやエリンギ、シメジ、エノキダケなど、種類を変えて毎日の料理に添えるとよいでしょう。

がん予防の決め手は、「抗酸化力」

キノコのがん抑制効果は、他にもあります。活性酸素を消す作用を持つのです。

私たちが体内にとり込んだ酸素は、約2％が活性酸素に変化します。この2％の活性酸素は、呼吸している以上、防ぎようのないものです。

また、活性酸素は免疫反応の一つでもあります。外敵が体内に侵入したとき、その強力な酸化力で敵を倒します。しかし、発生量が多すぎると、体内の細胞まで傷つけてしまいます。活性酸素に傷つけられた細胞が、がん細胞へと変異するのです。

ですから、がんを防ぐには活性酸素を体内で消去することが必要です。ところが困ったことに、現代の生活は活性酸素を発生させるものであふれているのです。

私たちの細胞や免疫システムは、1万年前から何も変わっていません。一方の生活様式は、このわずか数十年間で様変わりしました。人類は700万年かけて進化してきた動物です。免疫システムは短期間での変化を認識しきれないのです。

免疫システムは、未知なる物質を敵と判断して活性酸素を放出するようになっています。現代の便利な生活は、その大部分を電化製品に支えられています。あらゆる電化製品からは、電磁波が発生します。その電磁波を浴びるたび、体内では活性酸素が充満した状態になります。これが現代人にがんが増えている理由の一つです。

だからこそ、抗酸化力の高い食べ物を、現代人は毎日とる必要があります。**キノコには、強力な抗酸化力があります。**がん予防には毎日食べてほしい食材の一つです。なお、β-グルカンは水溶性です。料理は汁まですべて平らげましょう。

『免疫力がみるみるアップする100のコツ』(主婦の友社編)には、エノキダケエキスを20日間飲ませたマウス群と飲ませないマウス群に分け、それぞれの背中に転移力の強い肺がんを移植し、90日間観察した研究結果が掲載されていました。結果は、エノキダケエキスを飲んだグループは死亡率が20%だったのに対し、飲ませなかったグループは半分が死亡したということです。

スパイスは、体の中をピカピカにする

多くの日本人は、米国人に対して、ジャンクフードの好きな民族というイメージを持っています。しかし、それはすでに過去の話です。

1991年から、米国では**「毎日5皿分以上の野菜と200g以上の果物をとれば、がん、心臓病、高血圧、糖尿病などの生活習慣病のリスクを低減できる」**という「5 A Day」運動が官民一体で始まりました。

運動開始から3年ほどで、効果は明らかになりました。野菜や果物、豆類の摂取が明らかに増加し、がんによる死亡率が目に見えて減少してきたのです。

一方、日本はこの時期を米国と反対のことをして過ごしました。野菜の摂取量を年々減らしていったのです。結果、1995年、1人当たりの野菜の摂取量は、アメ

リカ人が日本人を上回り、同年、がんの死亡率は日本人がアメリカ人を上回るという逆転現象が起こったのです。

この結果を見れば、野菜や果物が、がんの発症を抑制していることは明らかです。心からがんを予防したいと願うのならば、野菜の摂取量をもっと増やすべきです。がんを防ぐ効果は、野菜の種類によっても違ってきます。米国では、農務省や国立老化研究所の研究者らが「食品中に含まれる抗酸化物質（カテキン、フラボノイド、ビタミンEなど）の能力」を分析する方法を開発しています。その能力を数値化したものを**「オラック（ORAC＝活性酸素吸収能力）」**と呼びます。オラック値が高いほど、活性酸素の除去能力が高く、がん抑制効果が期待できるといいます。

米国では、食品パッケージにオラック値を示した食品が、多数販売されています。クローブやシナモン、オレガノ、ターメリックなどのスパイスは、オラック値が高いことがわかっています。クローブは肉を焼くときやマリネに、シナモンはスイーツや温かい飲み物に、オレガノはパスタやトーストに、ターメリックはターメリックライスになど、料理に上手に加えて香辛料の健康効果を楽しんでみてください。

“オラック値”の高い食品ランキング

1 クローブ（丁子。肉料理に使われるスパイス）

2 スーマック（中東でよく使われるスパイス）

3 シナモン（ニッキ。パイなどに使われるスパイス）

4 ソルガム（タカキビも。雑穀の1種）

5 オレガノ（イタリアでよく使われるスパイス）

6 ターメリック（ウコン。カレーに使われるスパイス）

7 アサイーベリー（南米産のベリーの1種）

8 ココアパウダー

9 クミンシード（カレーなどに使われるスパイス）

10 マクイベリー（南米産のベリーの1種）

上記は米国農務省が発表したオラック値を参考に作成しました。ただし、現在、米国ではオラック値が健康食品などの宣伝に乱用されるようになり、農務省はサイトからこれを削除しています。香りの強いスパイスや色のついた野菜・果物は、活性酸素の除去能力に優れています。いろいろな食品を毎日の食事にとり入れましょう。

「7色の野菜」をとれば、体がよみがえる

日本では、オラック値は一般的でなく、この値を表示して販売している食品は少数です。ですので、購入の際、オラック値の確認ができません。そこで実践していただきたいのは、七つの色のついた野菜をバランスよく食べることです。**1日3食、7色の野菜をまんべんなくとっていると、体内の抗酸化力も高まります。**

植物が抗酸化作用を持つのは、自らの身を守るためです。二酸化酸素を吸って酸素を排出する際、酸素はわずかな異変で活性酸素に変質し、組織を傷つけます。そこで植物は自分の体を守り、生き延びられるように、フィトケミカル（植物性食品由来の化学物質）と呼ばれる抗酸化物質をつくり出したのです。

フィトケミカルは、植物性食品の「色素」「香り」「辛み」「苦み」の成分です。色

7色の植物性食品をとって、がん予防！

7色の植物性食品の一例を挙げました。

色の似ている野菜には、同じような作用のフィトケミカルが含まれます。旬や盛りの野菜ほど、フィトケミカルの含有量は多くなります。

赤	トマト・スイカ →（リコピン） パプリカ・トウガラシ →（カプサンチン）
橙	カボチャ・ニンジン →（プロビタミンA） マンゴー・カボチャ →（ゼアキサンチン）
黄	玉ネギ・イチョウ葉 →（フラボノイド） トウモロコシ・ゴールドキウイ→（ルテイン）
緑	ホウレン草・ブロッコリー→（クロロフィル）
紫	ブルーベリー・ナス →（アントシアニン）
黒	ゴボウ・ジャガイモ →（クロロゲン酸） 緑茶・ワイン →（カテキン）
白	キャベツ・大根 →（イソチオシアネート） ニンニク・ネギ →（硫化アリル）

（参考：中村丁次監修『病気にならない魔法の7色野菜』法研）

が濃く、香りが強く、辛みや苦みなどの味わいが深い野菜が、フィトケミカルを豊富に含みます。近年、健康によい成分として、リコピン、フラボノイド、クロロフィル、ポリフェノールなどの名を頻繁に耳にするかと思いますが、これらはみなフィトケミカルです。フィトケミカルは、その数約1万種類あるともいわれており、今後の研究によっては新たに注目すべきフィトケミカルが発見されるでしょう。

たとえば、最近話題になったのが、トマトの持つリコピンの作用です。「トマトが赤くなると医者が青くなる」といいますが、これはトマトの色素成分であるリコピンに、強い抗酸化作用があるからです。近年の研究では、リコピンは前立腺がんの予防効果を期待できると世界がん研究基金が報告しています。

ただし、「リコピンががん予防に効果がある」と聞くと、そればかりに注目するのは日本人の悪いクセです。**フィトケミカルには、体内でつくられる抗酸化酵素をサポートして長期的に働くものと、活性酸素にすばやく反応して短期的に働くものがあります。**フィトケミカルの働きは、色によってだいたい大別できます。だからこそ、7色の野菜を日々食べておくと、体内の抗酸化力を総合的に高められるのです。

バナナ――がんの芽を即座に消すパワーが！

みなさんは、ご自身の体内にて毎日3000～5000個ものがん細胞が生まれていることをご存じでしょうか。

人間の体は約60兆個の細胞で構成されており、そのうちの約2％は毎日新しく生まれ変わっています。細胞の核の中には、30億文字分の遺伝情報が詰まっており、細胞分裂の際にこれを完璧にコピーするのは大変なことです。人間の体がいかに精巧につくられているとはいえ、このような天文学的な数字の作業からミスが起こらないはずがありません。このコピーミスによって遺伝子が傷つき、がん遺伝子が目覚めてしまうのです。その数が、1日につき3000～5000個といわれています。

このように、**がん細胞は自然発生するものですが、一方で生活習慣の乱れから発生**

するものもあります。繰り返しになりますが、活性酸素を大量に発生させる生活習慣は、人をがんにしやすくします。活性酸素も遺伝子を傷つける因子だからです。活性酸素を発生させやすい生活とは、ストレス過多、電磁波、食品添加物などの化学物質、腸内細菌の乱れなどが日常的にあふれている生活です。

しかし、体内でがん細胞が次々に発生しようとも、免疫システムが正常に稼働し、がん細胞をくまなく叩きのめせば、がんを発症せずに済みます。

免疫細胞の1種であるマクロファージは、がん細胞を見つけると、腫瘍壊死因子（TNF）というがん細胞を殺す物質を分泌します。このTNFは、ある食品をとることによって分泌量を高められるのです。

その食品とは、**果物部門ではバナナがナンバー1である**ことがわかっています。

この研究を行なったのは、帝京大学薬学部の山崎正利教授らの研究グループです。結果は、左ページにベスト5までランキングにして掲載しました。これらの食品群の効果は、抗がん剤のインターフェロンに劣らなかったということです。

がん細胞を殺す力が強い食品ランキング

ここで紹介する食品を日常的に食べておくことも、
がん予防の効果を期待できます。

野菜	果物	海藻
1キャベツ	1バナナ	1アオマフノリ
2ナス	2スイカ	2アカスギノリ
3大根	3パイナップル	3アカノリ
4ホウレン草	4ブドウ	4ヒジキ
5キュウリ	5ナシ	5昆布

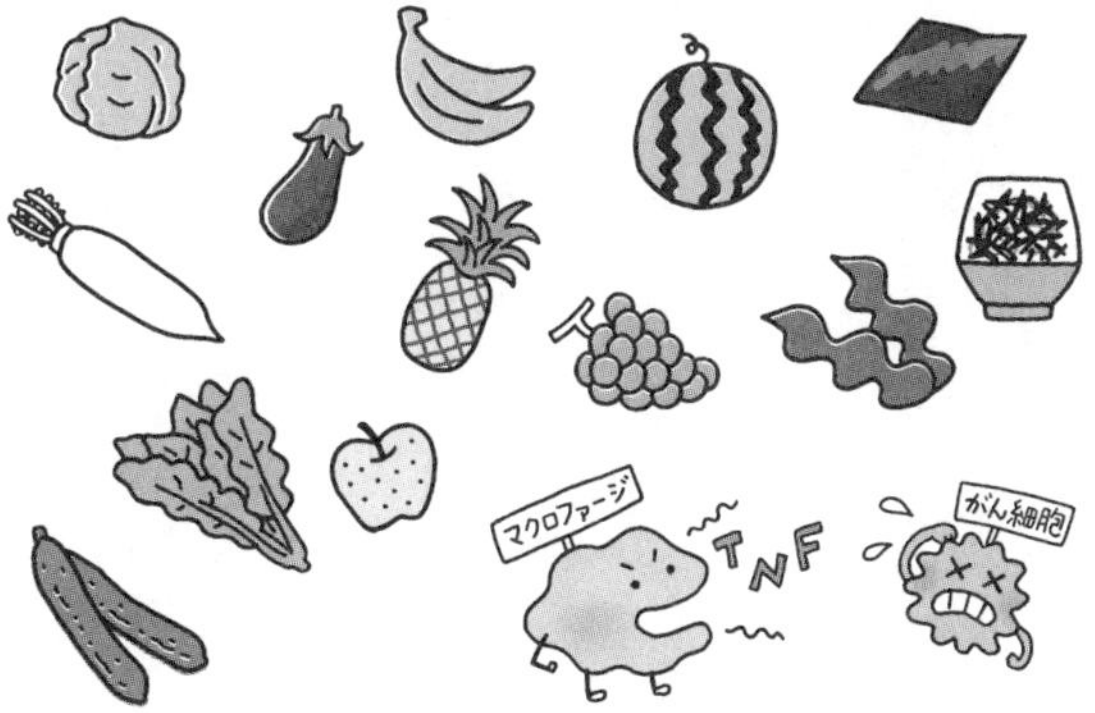

スイカの水分には「健康成分」がたっぷり

夏が来ると、無性に食べたくなるのがスイカです。あの真っ赤な美しい色は、トマトと同じくリコピンというフィトケミカルがつくり出すものです。リコピンにも強い抗酸化作用があり、がん予防効果の高いことが知られています。

69ページのランキングを見てください。がん細胞を殺す作用のあるTNF（腫瘍壊死因子）を産出させる食品のうち、スイカはバナナに次いで第2位です。

「スイカは水分ばっかり」

と思っていた人も多いでしょう。しかし、**スイカもがん抑制効果の高い果物だった**のです。

それにしても、なぜ、私たちは夏にあんなにもスイカが恋しくなるのでしょうか。

スイカには「シトルリン」という成分が含まれています。シトルリンには、バイアグラの主成分と同じような作用があると知られています。血管を拡張し、血流量を増やして、男性力を高める働きがあるのです。もちろん、女性にとっても強壮効果はあります。

昔から「夏バテにはスイカ」といいます。夏の暑さで弱った体を、元気づける効果がスイカにはあったのです。

また、スイカはカリウムというミネラルも豊富に含みます。カリウムもシトルリンも、利尿作用の高い成分です。

夏は水分を多くとるため、体がむくみがちです。その体内に溜まった余剰な水分を、スイカは尿にして排泄してくれるのです。

スイカの９割は水分です。その水分の中に、**がん抑制に効果のある成分や強壮効果のある成分、むくみを改善させる成分などがたっぷり入っている**のです。

夏の盛りの水分補給として、スイカほどよい食べ物はありません。旬の時期には、積極的にスイカを食べ、真夏の暑さをふきとばしましょう。

緑茶は手頃なほうが、がんを抑える

日本人が古くから飲みつないできた緑茶にも、がんを抑制する効果が高いことがわかっています。

それでは質問です。次のお茶のうち、がん抑制効果が高いのはどれでしょう。

① 玉露　② 煎茶　③ 粉茶

答えは、驚くべきことに、最も安価な粉茶です。お茶の葉っぱを粉末にしてそのまま飲めるので、お茶の健康効果をあますところなく得られるのでしょう。

日本各地を市町村ごとに細かく分けて長寿地域を調べると、緑茶をよく飲んでいる地域に長寿者が多いことがわかりました。とくに緑茶の名産地である静岡県掛川市に長寿者が多く、１人あたりの医療費は全国平均よりもずっと少ないということです。

緑茶のがん抑制効果ランキング

粉茶と番茶を日常的に飲んでおくと、がん細胞の発生を抑える効果が高まります。また、橙色の色素成分であるプロビタミンAを多く含む食品（カボチャ、ニンジン、ミカン、ホウレン草など）と食べ合わせると、細胞内へのカテキンの吸収は格段によくなります。

変異細胞になるのを防ぐ効果ベスト3	がん細胞になるのを防ぐ効果ベスト3
1 粉茶	1 番茶
2 釜炒り玉緑茶	2 釜炒り玉緑茶
3 蒸し玉緑茶	3 粉茶

※「変異細胞になるのを防ぐ効果」「がん細胞になるのを防ぐ効果」ともに、Best1の緑茶がBest2を引き離し、効果が圧倒的に高いことがわかっています。

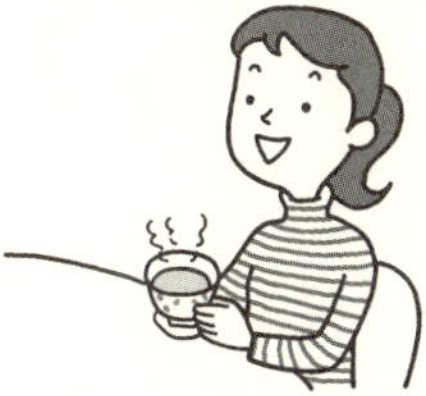

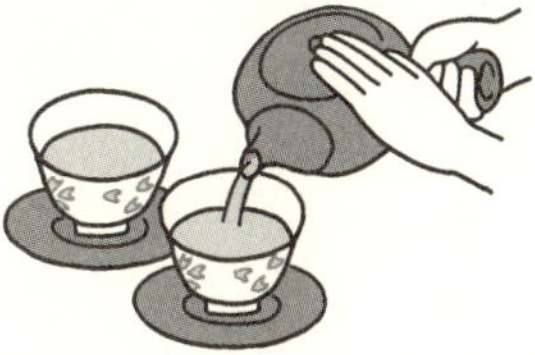

緑茶の健康効果をつくり出しているのは、カテキンというフィトケミカルです。

カテキンも、非常に強い抗酸化作用を持つと知られています。東北大学の栗山進一教授らの調査によれば、緑茶を1日5杯以上飲むグループは1杯未満しか飲まないグループに比べて男性で12％、女性で23％の割合で全死因の死亡リスクが低下していました。病気ごとに見ると、脳や心臓にかかわる病気でより高い関連性が見られ、男性で22％、女性で31％も低下していました。

また、カテキンには、細胞が突然変異してがん細胞へと変化するのを抑える作用があることを、多くの研究者が明らかにしています。

がんは以下のような過程を追って発症します。まず、正常細胞内の核内に眠っているがん遺伝子が発がん物質（イニシエーター）の働きかけによって目覚めます。すると、細胞が変異して変異細胞へと変化します。その後、発がん促進物質（プロモーター）に刺激されると変異細胞ががん細胞へと変わるのです。

静岡県立大学の富田勲教授も、緑茶のがん抑制効果を研究されているお一人です。富田教授は、イニシエーターを抑える効果と、プロモーターを抑える効果に分けて、各種の緑茶を調べました。その結果をランキングにして73ページに掲載しました。

共通していえることは、粉茶や番茶のように**手頃な緑茶のほうががん抑制効果は高い**ということです。一方、最高級品と知られる玉露は、意外にもがん抑制効果が低いことがわかっています。

こんなに魅力的なカテキンですが、もともとは渋味の成分なので、緑茶に含まれている量がとても多いわけではありません。ですので、緑茶のカテキンを効率よく吸収するポイントを知っておくとより効果的だと思います。

それは、「食べ合わせ」です。プロビタミンAを多く含む食品（カボチャ、ニンジン、ミカンなど）と一緒に緑茶をとると、緑茶カテキンが吸収されやすくなります。

最後に、緑茶がいいといっても気になるのが、カフェインでしょう。寝る前に緑茶を飲んで眠れなくなるのを避けたいという人には、こんなアドバイスがあります。

それは緑茶の「淹れ方」です。カフェインはお湯の温度が高いほうが抽出されやすくなります。したがって、水に茶葉を入れ、時間をかけて「水出し緑茶」をつくれば、カフェイン少なめの緑茶を楽しむことができるのです。

タバコの害より怖い「禁煙ストレス」

タバコは健康のことを考えたら、やめたほうがよいに決まっています。そんなことは、喫煙者のほとんどの方がわかっています。それでも吸ってしまうのが、タバコの依存性の強力なところです。

タバコは免疫力を低下させ、がんの発症率を高めます。動脈硬化を進行させ、心筋梗塞や脳梗塞の原因になります。健康を害するリスクの高い嗜好品なのです。

ラクに禁煙できるなら、実践するに越したことはありません。しかし、**禁煙が過度のストレスになって苦しむのならば、無理な禁煙は考えもの**です。「健康のために」と禁煙することが、かえって健康を害することもあるのです。

数年前のことです。私はある銀行の定年退職をお祝いする会に招かれて、講演を行ないました。講演会後、懇親会に参加すると、参加者の方々に声をかけられました。

「藤田先生、私たちは今日をもって、健康のため、タバコをきっぱりとやめます」

「それはいいですね。タバコを吸っていてよいことは何もありませんよ」

当時の私は、「タバコは百害あって一利なし」という健康常識を信じ切り、当たり前のようにそう答えたのです。ところが、翌年、同じ会に招かれて出かけていくと、その禁煙グループの10人のうち5人ががんを発症していたのです。

もちろん、私に決意表明したときには、すでに体内でがん細胞が大きくなっていたとも考えられます。しかし、それ以上に退職と禁煙という2大ストレスが重なったことの影響が大きかったと、私は愕然としたのです。

タバコの害より怖いのは、ストレスが体に与える影響です。ストレスは確実に免疫力を低下させます。禁煙がストレスになるならば、タバコの健康被害が最小限にとどまるよう、上手につきあう方法を見つけることも一つの手です。1日50本以上吸うと肺がんの発症率は15・3倍、1日10本までならば2・2倍です。この数字をどう読み、どう対処するかは、あなた自身の自己責任となりますが——。

3章

心が安定する食、頭がよくなる食

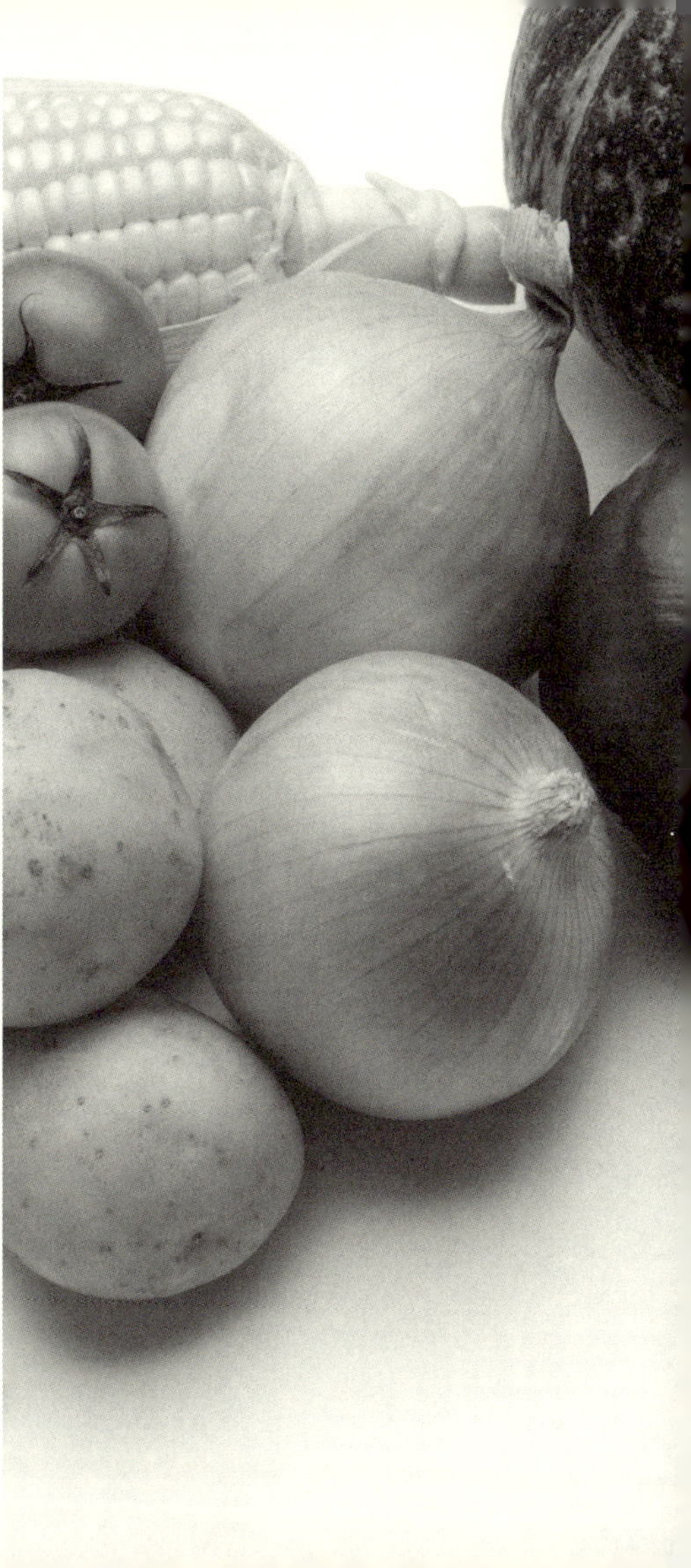

「脳の若さ」は、良質な脂がつくる

日本は「世界一の長寿国」といわれています。日本人の平均寿命は男性が79・94歳、女性は86・41歳です（2012年の調査）。しかしその一方で、認知症や寝たきりなどで、日常生活を自立して元気に過ごせなくなっている人が急増しています。

WHO（世界保健機関）では、平均寿命から要介護状態になった期間を差し引いた年齢を「健康寿命」として提唱しています。それでは、日本人の健康寿命はいくつくらいだと思いますか？　答えは、2010年の調査によれば、男性が70・42歳、女性が73・62歳です。つまり、男性は10年近く、女性にいたっては13年もの間、寿命が尽きるときまで介護の必要な体になっているのです。

自立した生活を最も損なわせる病気の第一位といえば、認知症でしょう。若くして発症すれば、そのぶん健康寿命は短くなり、本人も家族も苦労の多い期間が長くなります。現代の長寿社会では、認知症は誰もが発症する恐れがあるからこそ、日常生活の中でできるかぎりの予防に努めていきたいものです。

脳を健康に保つために、第一に実践すべきは、良質の脂質（油脂）をとることです。なぜなら、人間の脳の組織の約9割は、脂質からできているからです。毎日の食事でとっている油脂は、脳組織の最大の原料になっていくのですから、良質のものをバランスよく摂取していくようにしましょう。

とくに日本人に不足しているのは、「オメガ3系」という分類に属する油です。たとえば、亜麻仁油やシソ油、エゴマ油、魚の脂などです。なかでも最近注目されているのは、亜麻仁油の健康効果でしょう。美容や健康に造詣の深い女性たちが、率先してとっている油としても知られています。亜麻仁油ならば、毎日スプーン1杯をとると、1日に必要な量を補えるといわれます。

ただ、オメガ3系の油は酸化しやすいという難点があります。サラダや青菜のお浸し、冷奴などに生のままかけるなど、加熱せずに活用するようにしましょう。

こんな油のとり方で、ボケを防ぐ！

私たちが「あぶら」と一言で表現してしまう油脂は、実際には複雑に系統立てられている食品の一つです。ふだん、どの種類の油を多くとっているかによって、健康状態が大きく変わってきてしまうからです。脳の健康を促進するには、自分が日常的にどの油脂を多くとっているのかを知り、改善を図ることが不可欠です。

一般に、常温で液体状のものを「油」、固体状のものを「脂肪」といいます。常温で液体と固体と異なる理由は、油脂に含まれる「脂肪酸」の違いです。常温で固まりやすい脂肪酸は「飽和脂肪酸」といい、肉類や卵、バターなどに多く含まれます。

一方、常温で固まりにくい脂肪酸は「不飽和脂肪酸」といいます。現代人が、油脂の摂取のアンバランスを起こしている第一の要因が、不飽和脂肪酸にあります。

不飽和脂肪酸には、「オメガ9（オレイン酸）」「オメガ6（リノール酸）」「オメガ3（α《アルファ》リノレン酸）」があります。重要なのは、オメガ6とオメガ3のバランスです。**オメガ6とオメガ3の摂取バランスは、4対1が理想といわれています。**ところが、現代人はこの摂取バランスが25〜50対1ほどにもなっているのです。

オメガ6を多く含むのは、サラダ油やコーン油、大豆油、紅花油、ゴマ油などの植物油です。みなさんが日常的に調理に使っている油でしょう。また、マヨネーズやスナック菓子にも多く含まれます。これらの油を「まったくとってはいけない」とはいっていません。とり過ぎがいけないのです。

オメガ3もオメガ6も、ともに脳の構造と機能に必要な脂肪酸です。たとえば、オメガ3は血液をサラサラにしたり、血管を拡張する働きがあり、オメガ6には血液を固めたり、血管を収縮したりなどの働きがあります。両者は互いに拮抗しながら、脳や血液の健康に重要な働きを担っているのです。このバランスを崩すと、脳の機能に変調をきたすことになります。現代人は明らかにオメガ6脂肪酸のとり過ぎです。サラダ油などは摂取を控えようと心がけるくらいでちょうどよいのです。

魚の脂は「刺身」でとると、より効果的

オメガ6脂肪酸を控える一方で、積極的にとるようにしていただきたいのがオメガ3脂肪酸です。オメガ3脂肪酸は、魚類や冬野菜に豊富です。

魚に含まれるのは、DHA（ドコサヘキサエン酸）やEPA（エイコサペンタエン酸）などの脂肪酸です。

DHAやEPAはサバやイワシ、サンマなど背の青い魚や、マグロの脂に豊富に含まれています。また、DHAはマグロの頭部、とくに目の裏にあるゼラチン状の部分に多く含まれていることも知られています。

魚の脂肪酸が体によい点は、第一に人の体内に入っても固まることなく、サラサラと血液内を流れ、脳など脂肪酸を必要としている箇所にスムーズに届けられるところ

です。温度の低い海水に生息している魚は、体の脂が固まっては困るため、常温でも固体にならない不飽和脂肪酸を豊富に含んでいます。よって、魚の脂を摂取すると、人の体内でも血液の粘度が下がり、血液の流れがよくなるのです。

また、**脳内のＤＨＡ量が多くなると、脳組織の細胞膜が柔軟になり、脳内の情報伝達能力が高まる**とも考えられています。つまり、脳の働きが活発になり、記憶力や学習能力が向上するというわけです。

アメリカの代表的な疫学研究の一つに、フラミンガム研究と呼ばれるものがあります。アメリカのタフツ大学のグループが、高齢者８９９人を対象に、最長16年間もの追跡調査を行なったところ、ＤＨＡの血中濃度が高い群は低い群に比べて、認知症の発症率が47％も低かったそうです。

ただ、先ほども述べたとおり、ＤＨＡやＥＰＡなどのオメガ３脂肪酸は酸化しやすいデメリットを持ちます。効果的に摂取するには新鮮な魚を刺身でいただくのが最もよい方法です。ＤＨＡの理想的な摂取量は、１日に１～１・５ｇとされます。刺身であれば、マグロのトロで４～５切れ、ブリなら６～７切れほどです。

「幸せ脳」をつくるマグロの赤身

フィンランドでの調査によれば、1週間に2回以上魚を食べている人は、抑うつや希死観念が有意に低下していることがわかっています。日本のがんセンターの疫学調査では、25万人以上を対象にして17年間追跡した結果、毎日魚を食べている人は、そうでない人に比べて自殺の危険性が統計的にも低下していました。

この他にも、統合失調症の患者は健康な人に比べてオメガ3脂肪酸の濃度が低いという報告や、うつ病の患者にオメガ3脂肪酸を投与したところ、症状が軽減したなどの報告もあります。

こうした数多くの調査結果が報告されているところを見ると、**オメガ3脂肪酸の摂取が、認知症やうつ病などの予防に有効である**ことは間違いないでしょう。

認知症やうつ病の予防において、とくに私がおすすめしたいのは、マグロです。マグロのトロにはＤＨＡやＥＰＡが含まれていますし、赤身には幸せの感受性を高める栄養素が豊富です。

私たちの脳の健康には、脂質のほかに、セロトニンという脳内の伝達物質も重要になってきます。セロトニンは、歓喜や快楽を伝えるホルモンです。とくに、物事が順調にいっているときにその力を発揮します。反対に、セロトニンの量が不足すると、うつ状態になったりキレやすくなったり、精神状態が不安定になります。

このセロトニンの材料となるのは、第一にタンパク質です。タンパク質から分解されるトリプトファンという必須アミノ酸が、さらに５－ヒドロキシトリプトファン（５－ＨＴＰ）となります。これがセロトニンの前駆体となります。この分解過程にて、ビタミンB_6やナイアシンなどのビタミンが必要とされます。

マグロには、トリプトファンもビタミンB_6やナイアシンも、セロトニンの材料となるものがすべて含まれているのです。これらは、赤身に豊富です。

つまり、**マグロを日常的に食べておくと、脳の幸福を感じる能力が高まる**のです。

セロトニンの分泌量をチェックしよう

サラリーマン用

【セロトニン不足チェックリスト】

- □ 出勤してしばらくしても、まだ眠気が残っている
- □ 日光を浴びることが少ない
- □ 1駅分、ウォーキングしたい気分にならない
- □ なるべくなら人と会いたくない
- □ いいたいことがいえない環境である
- □ 自分はダメだと何ごとに対しても消極的である
- □ 些細なことでキレやすい

主婦用

【セロトニン不足チェックリスト】

- □ 椅子が目の前にあるとすぐに座ってしまう
- □ 急いでいないのに赤信号が待てない
- □ 友人には自分から連絡せず、連絡が来るのを待つ
- □ 毎日の掃除や洗濯などの家事が面倒
- □ 自分の気持ちを素直に表現できない
- □ 電話に出ることを億劫に感じる
- □ 自分を何もできない人間だと責めてしまう

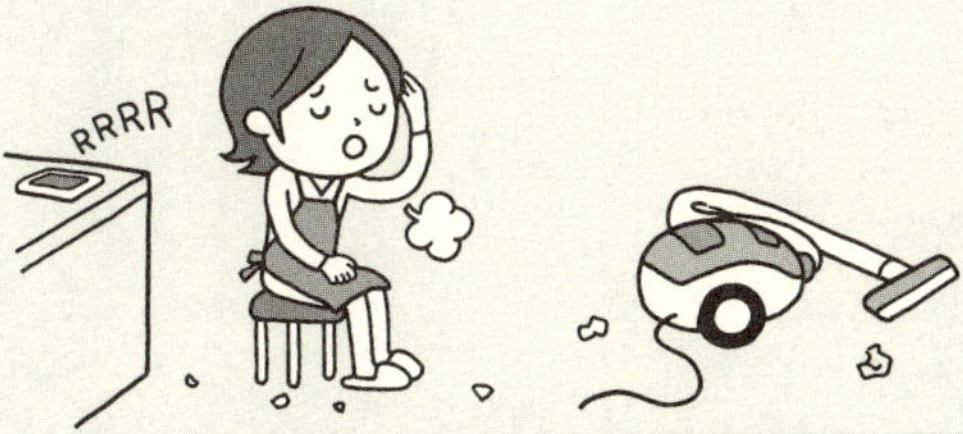

（出典：藤田紘一郎著『脳はバカ、腸はかしこい』三五館）

豆類は、「気力充実」の特効薬だった

健康寿命を延ばすには、体の健康とともに、脳と心の健康が重要となってきます。実は、脳と心の健康も、腸が握っていることがわかっています。

現在、日本ではうつ病になる人が増えています。なぜ、昔にはなかったうつ病がこんなにも急増しているのでしょうか。その最大の原因は、日本人の腸内細菌の激減にあると私は考えています。

うつ病は脳内のセロトニン量が減少すると発症します。しかし、セロトニンの原料となる食べ物をいくらとっても、腸内細菌がバランスよくいなければ、セロトニンは生成されません。セロトニンの生成に不可欠なビタミンB_6やナイアシン、葉酸などのビタミンを、食物から合成しているのが腸内細菌だからです。また、腸で生成されたセロトニンの前駆体を脳へ送り出しているのも、腸内細菌の役割です。

ですから、腸内細菌がバランスよく増えれば、脳内のセロトニン量が増えて、幸福感が高まりますし、気力や集中力も向上します。腸内細菌の健全化ほど、健脳効果の高いものはないと私は考えています。

腸内細菌を増やすには、食物繊維が必要です。食物繊維は、植物性食品に含まれていますが、なかでも豊富なのは豆類です。**黒豆やインゲン豆、小豆、ヒヨコ豆、エンドウ豆、大豆、空豆など、小さな豆粒の中には食物繊維がたっぷり含まれています。**また、ビタミン類やミネラルなども豊富です。大豆からつくられるオカラやきな粉などでも、食物繊維を補えます。

私も豆類は毎日食べるようにしています。毎日納豆を1〜2パックは食べていますし、週2〜3回は食べる鍋料理にも、豆類はなるべく入れるようにしています。

また、ビーンズサラダも大好きです。ミックスビーンズの缶詰を常備しておき、腸の状態に少しでも乱れを感じたら、妻に頼んでビーンズサラダをつくってもらうようにしています。

日本古来の発酵食品が、腸を強くする

私たちの腸には、平均して3万種、1000兆個もの腸内細菌が棲んでいるとお話ししました。腸内細菌はその働きから、便宜上「善玉菌」「悪玉菌」「日和見菌」という三つに大別されて呼称されるのが一般的です。

この3タイプの菌のうちで、圧倒的多数を占めるのが日和見菌です。納豆菌や土壌菌も日和見菌のグループに分類されています。**最大勢力である日和見菌たちが豊富で元気ならば、腸も健康を保てます。**

日和見菌を元気づけるには、少数派である善玉菌を活性化することが重要です。腸の中では、善玉菌と悪玉菌が熾烈な勢力争いを続けています。最大勢力である日和見菌には、その名のとおり、優勢なほうの味方をする性質があるのです。

ですから、私たちに必要なのは、善玉菌が優勢を保てるよう、善玉菌を豊富に含むものを食べて後方支援してあげることです。善玉菌の代表は、乳酸菌です。乳酸菌といえばヨーグルトを思い浮かべる人は多いと思います。「腸の健康のためにヨーグルトを毎日食べています」という声もよく聞きます。しかし、乳酸菌を生きて腸に届けたいならば、ヨーグルトよりも日本古来の発酵食品を私はおすすめします。

3万種という腸内細菌たちは、互いに勢力争いを繰り広げながら腸で縄張り争いをしているため、新しい菌が外から入ってきても、生息する場所がありません。乳酸菌とは菌の総称です。乳酸菌という種類のどの菌が腸と相性がよいのかは、人によって異なります。「菌が生きて腸まで届く」というヨーグルトも人気ですが、もともと自分の腸にいる菌でなければ、常在菌たちに追い出されてしまいます。

その点、**日本古来の発酵食品は、日本人と相性のよい乳酸菌の宝庫です。**たとえば、ぬか漬けがあります。味噌や醬油、酢、納豆などにも豊富です。ぬか漬けなど日本の発酵食品のよいところは、多くが植物性であることです。植物性乳酸菌は動物性乳酸菌よりも胃酸に強く、それこそ「生きて腸に届く菌」たちなのです。

ストレスやイライラを抑える「栄養素」とは？

現代社会は、人にストレスを与えるものであふれています。私たちは、複雑な人間関係や多忙な生活がストレスになると感じていますが、24時間型の生活、パソコンやスマートフォンなどの電化製品から受ける電磁波、まぶしすぎる照明、運動不足、食べ過ぎ、睡眠不足なども心身にとっては大きなストレスです。

ストレス過多な生活は、人をイライラさせます。わけもなくイライラして、自分をもてあましてしまうと感じている人は、多いはずです。イライラを鎮めたいときには、ビタミン類の豊富な野菜をとることです。とくに必要なのはビタミンCです。

ビタミンCは、とくに赤パプリカに豊富です。ビタミンCの代名詞といえばレモンですが、赤パプリカはレモンの約1・7倍ものビタミンCを含んでいます。しかも、

「幸せ物質」がつくられるまで

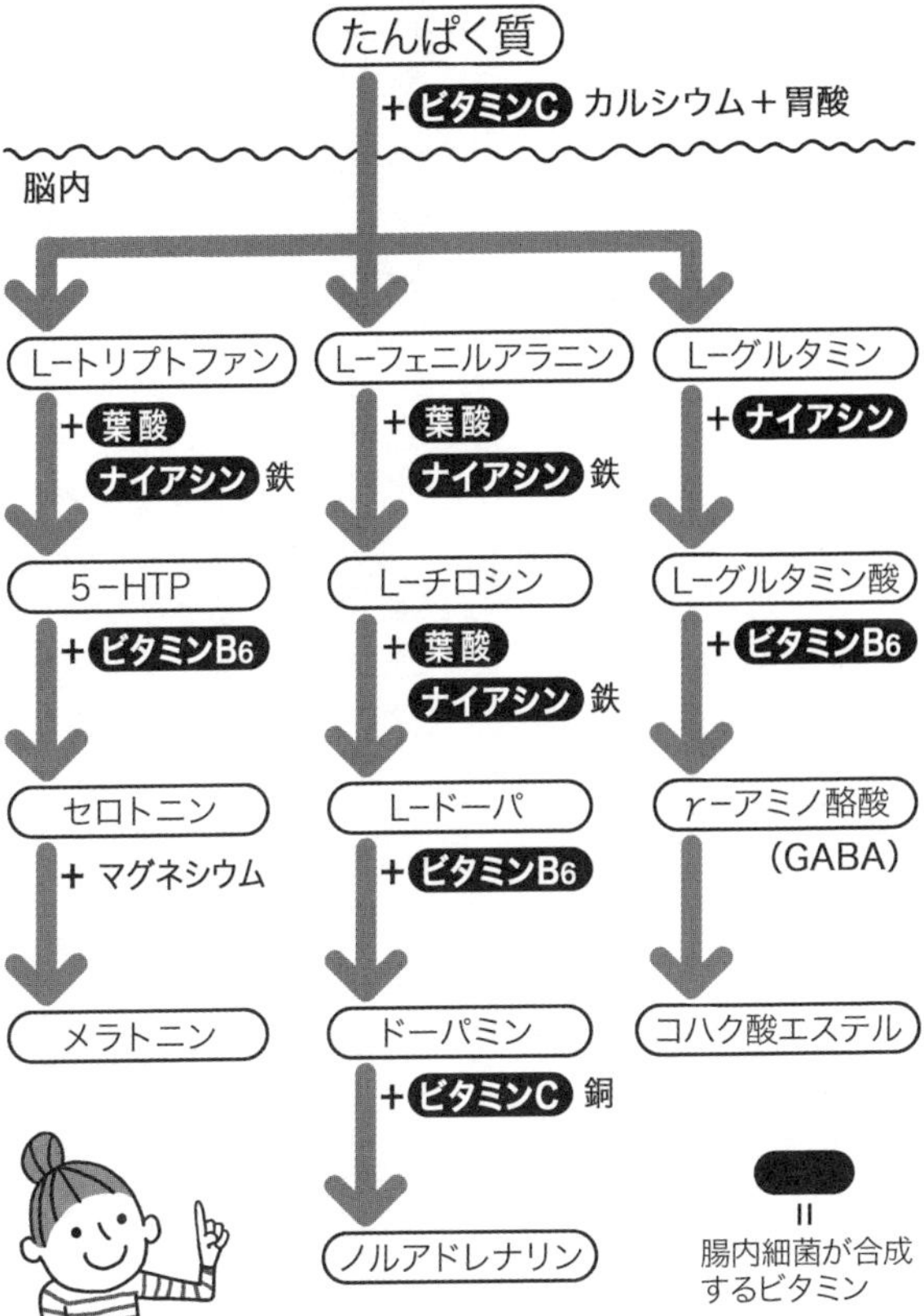

（出典：溝口徹著『「うつ」は食べ物が原因だった！』青春出版社）

赤パプリカは果肉に厚みがあるので、加熱してもビタミンCが壊れにくいという優れものです。

脳内伝達物質であるドーパミンはセロトニンとあわせて、「幸せ物質」と呼ばれます。ドーパミンとは、気持ちを奮い立たせたり、やる気を起こさせたりするために、脳内で働くホルモンです。脳を覚醒させ、興奮状態にする働きがあります。**脳内のドーパミンの量が増えれば、イライラは自然と収まり、意欲も高らかに快活に生きていくことができる**のです。

ドーパミンの原料となるのは、タンパク質に含まれる必須アミノ酸のフェニルアラニンです。これが分解されてチロシンという物質になり、チロシンが水酸化してL－ドーパという前駆体になります。この分解の過程で必要となるのが、葉酸やナイアシン、ビタミンB_6です。

ただし、タンパク質が必須アミノ酸に分解される際、セロトニンの場合もドーパミンの場合も、まず必要になるのは、ビタミンCです。ビタミンCが十分に腸内に存在しないと、幸せ物質をつくれなくなり、イライラが亢進してしまうのです。

「肉食系」がボケないのはなぜか？

日本は世界一の長寿国となりました。しかし、日本人がもともと長寿の民族だったわけではありません。最も古い統計を見れば、明治24～31年の平均寿命は、男性42・8歳、女性44・3歳と、今では考えられないほどの短命でした。

戦後、日本人の寿命が延びた最大の要因は、肉食にあると私は考えています。私たちの体を構成する60兆個の細胞の膜は、肉に含まれるコレステロールを原料につくられます。これは脳細胞も同じです。細胞膜が丈夫になれば、脳を含めた身体各部が強化されます。病気になりにくく、長寿の体が築かれるのです。

しかも、**肉がよいのは、あらゆる食品の中でアミノ酸の構成が人体に最も近いことです。**タンパク質は20種類のアミノ酸で構成されています。その20種類のアミノ酸のうち、体内で合成できるものを可欠アミノ酸といいます。一方、体内で合成できないものは9種類、これが必須アミノ酸です。必須アミノ酸は食事から摂取することが不可欠です。肉には、体が要求するようにバランスよく必須アミノ酸が含まれているのです。

セロトニンの原料になるトリプトファンも、ドーパミンの原料になるフェニルアラニンも肉には含まれています。

私は、肉を食べていつまでも恋を楽しむのが長寿の秘訣だと考えています。恋のときめきは、脳をおおいに刺激してくれるので、ボケ防止にもなります。恋をするには、ドーパミンが必要です。ドーパミンは別名「恋愛ホルモン」と呼ばれています。人が誰かに恋をしたとき、脳内ではドーパミンが大量に放出されています。恋愛中、「恋は盲目」といわれるほど脳が興奮するのは、ドーパミンのおかげなのです。

肉を食べて、腸内細菌も増やしておくと、ドーパミンの合成量が自然と増えます。そのうえで素敵な異性に出会えれば、人は何歳になっても若々しく熱烈な恋愛を楽しめるのです。

スルメをよく噛めば、記憶力がよくなる

加齢とともに記憶力に危うさを感じる人は多いものです。「脳トレ」などに取り組む人も少なくないと思いますが、私たちは毎日の食事でも脳トレを実践できます。その方法とは、「よく噛む」。これだけで、記憶力の回復が可能となってきます。

大事なのは毎日の食事の際、一口一口を大事に思い、ゆっくりよく噛むことです。

1口30回、1秒1回の速度で噛むのが理想です。

また、間食や酒の肴《さかな》には、噛みごたえのあるものを選ぶとよいでしょう。私はスルメをおすすめしています。スルメはよく噛まなければ食べられませんし、噛めば噛むほど味が出て、おいしく感じます。食品添加物や糖質など、体に負担を与えるものも入っていません。しかも、アルギニンやタウリン、ベタインなど強壮効果のある栄養

素がたっぷりと含まれます。「食の冒険家」としても有名な東京農業大学名誉教授の小泉武夫先生と仲良くさせてもらっているのですが、江戸時代の本にはスルメが「する女（交合する女という意味）」と書かれていると小泉先生に教えてもらいました。そのくらい、スルメは性欲アップのかたまりのような食品なのです。

以前、ＮＨＫのある番組にて、認知症で歩けなかった人に義歯をつくり、よく噛んで食べることを続けさせたところ、歩けるようになったと放送していたのを見たことがあります。よく噛むようになったおかげで、寝たきりの体からなんと畑仕事も立派にできるようになったと紹介されていました。

なぜ、噛むことが認知症の改善に役立つのでしょうか。

よく噛んで食べていると、口や顎からの刺激が大脳に伝わります。すると、記憶力をつかさどる海馬や、情動を支配する扁桃体という大脳の一部を刺激し、活性化するのです。これは科学的にも明らかにされていることです。

よく噛むという行為は、認知症の予防や回復、記憶力の維持に役立ちます。今日から「噛む脳トレ」を始めましょう。

「ガム」はいいこと半分、危険が半分

よく噛むことが大事なのならば、ガムを四六時中噛んでいるというのは、どうなのでしょうか。

脳生理学が専門の神奈川歯科大学の小野塚実教授は、ガムを噛みながら作業をすると、作業効率が高まることや、高齢者の認知症予防に効果があることを明らかにしています。

小野塚教授の研究によれば、ガムを噛むことで中・高齢者の記憶獲得指数が上昇していました。そのとき、活性化した脳の領域は、前頭前野と海馬でした。

前頭前野は、思考計画の立案や学習行為など、最も知的で論理的な機能を持つ領域です。海馬は「記憶の司令塔」と呼ばれている部分です。記憶をファイルする場所で

あると同時に、空間の認知能力をつかさどる場所でもあります。この研究によって、記憶の獲得力が弱まりがちな高齢者ほど、海馬の刺激による能力の上昇が明らかに表れることもわかりました。

噛むことの重要性は、老化にともなう記憶障害のみならず、認知症の進行防止や予防にまで可能性が広がることが示されたのです。

小野塚教授の実験は、ガムを噛む行為で研究が行なわれた結果です。ただ、ガムという食品には、食品添加物が含まれています。とくに合成甘味料として使われている一部の添加物には、健康を害するものがあることも指摘されています。たとえば、アスパルテームは脳腫瘍や白血病、リンパ腫を起こす危険性が指摘されていますし、アセスルファムKは免疫や肝臓に与える影響が不安視されています。

ガムは、こうした不安を感じてまで噛むものでもないでしょう。ガムを噛むのならば、やはりスルメをかじっているほうが、長寿にはよほど適しています。

なお、よく噛むためには、歯を大事にすることにも気を配りましょう。失った歯は義歯やインプラントなどで修復し、虫歯も治しておくことも重要なことです。

噛まずに「おいしい！」と感じるものには要注意

脳をダメにする食品もあります。それは、「噛まずともおいしい」と感じさせる食べ物です。今、噛まずに食べても幸福な刺激が脳に直行する食べ物が増えています。その最たるものの一つがスナック菓子やファストフードでしょう。

本来、食べ物とは咀嚼することによって「おいしい」「幸せ」と感じるようになるものです。少しずつ噛みながら食べている間に血糖値がゆっくりと上がり、脳にエネルギーが送り届けられるからです。

ところが、スナック菓子やファストフードは噛む必要がほとんどありません。それでも「おいしい」と感じるのは、口に入れた瞬間に「うまみ」を感じさせるよう計算されているからです。この誤った「おいしい」を演出しているのが、「うまみ調味料」という化学物質です。うまみ調味料は、噛まなくても強烈な幸福感を脳に感じさせます。こんなものを乱用した食品でお腹を満たしていると、「噛むことで脳が活性化する」という機能を働かせられなくなり、脳が衰えてしまうのです。

こんなにも自然の摂理に逆らう食品を、なぜ、現代人は好み、求めるのでしょうか。その一因は、現代がストレス社会にあるからです。ストレス社会に生きていると、無意識にも脳がどんどん疲れていきます。脳はその疲弊感を回避したくて、「よく噛む」という苦労をせずとも、強烈な幸福感を一瞬で獲得させてくれる即効性の高いスナック菓子やファストフードに癒しを求めてしまうのでしょう。

しかし、スナック菓子やファストフードを食べたところで、心や脳が芯から癒えることはありません。1万年前にはなかったものが腸に入ってくると、活性酸素が大量に発生してしまい、腸が荒れてしまうからです。セロトニンやドーパミンなどの「幸せ物質」の原料は腸でつくられ、脳に送られる話はしました。**スナック菓子やファストフードは脳を一時的に満足させますが、腸をひどく荒らす**ため、結局のところ、脳が「本当の幸福感」をつくり出す力を弱めてしまうだけなのです。

アルツハイマーは「水素水」で遠ざけられる

認知症予防に効果が期待されている水があります。それは「水素水」です。水素を人工的に添加してつくられる水のことです。

認知症は、活性酸素によって神経細胞が変性する病気です。水素水には、活性酸素を除去する働きがあることがわかってきました。

この研究を進めているのは、東京都健康長寿医療センター研究所の石神昭人博士らです。彼らの研究によって、マウスの脳に蓄積していた活性酸素の量が、水素水を与えたことによって減少したことが明らかにされました。

この研究では、水素水を与えたグループは、ふつうの水を与えたグループに比べて、活性酸素の量が平均して27％も少なくなっていたのです。脳内に溜まった活性酸素は、アルツハイマー病を引き起こす原因になることがわかっています。今後、水素水はアルツハイマー病を含めた認知症の予防と改善に、おおいに活用されるようになっていくでしょう。

また、日本医科大学の太田成男教授らの研究では、**ストレスを加えたマウスに水素水を与えたところ、マウスの記憶力低下が半減した**ことがわかりました。記憶をつかさどる脳の海馬には、ストレスによって変性した細胞が蓄積しています。この変性細胞が、水素水によって減少したことが認められたのです。

ただ、水素水をつくる方法はいくつかあります。家庭で飲める水素水にも、天然水に水素添加して小分け販売している水から、自宅で生成できる機械までさまざまです。どの製造方法がよいのかは、今後の研究が待たれるところです。生成器を購入するときには、水素がきちんと添加されるのか、見極めてから購入しましょう。

なお、水素は封を切った瞬間に、水から抜けてしまいます。封を切ったら、一度に飲み切ることが大事です。また、日本には人工的に水素を添加せずとも、活性酸素を消す作用を持つ銘水もあります。ご自身にあった水を選んでみてください。

活性酸素を消す効果のある天然水

日本の天然水にも、活性酸素を抑える作用を持つ有能な水があります。以下は、私がその効果を確認した水です。

軟水

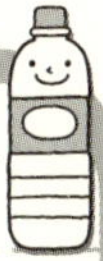

(水の名前)	(採水地)
仙人秘水	岩手
島根のおいしい天然水	島根
クリティア	静岡、山梨など
Dr.Water	宮崎
リシリア	北海道

硬水

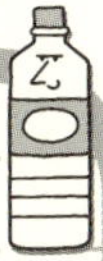

(水の名前)	(採水地)
四国カルスト天然水ぞっこん	愛媛
命のみず	三重
浅虫温泉水・仙人のわすれ水	青森
マグナ1800	大分

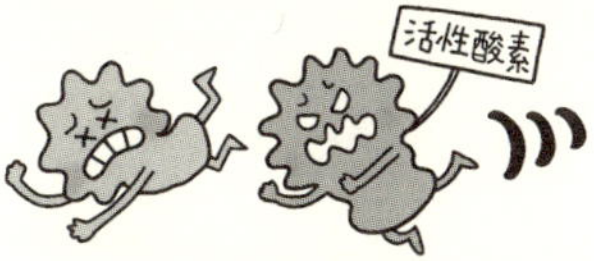

4章

血管を大切にすることが、長寿への近道

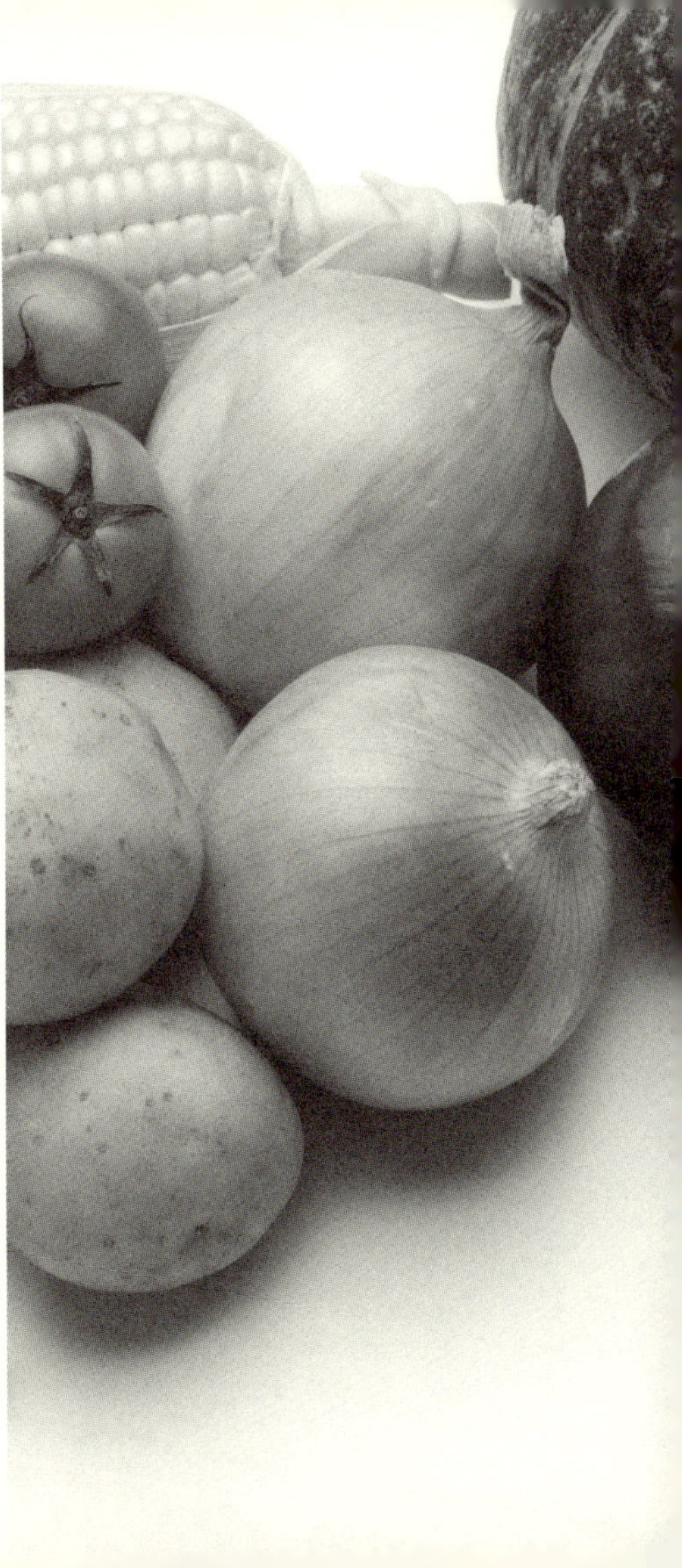

血管を若く保つには、「硬水」を飲む

現代に生きる私たちにとって、脳梗塞や心筋梗塞も恐ろしい病気です。医療の進歩によって、発症後ただちに治療を受けられれば命が助かるケースは多くなっていますが、一方で深刻な後遺症に苦しめられている人も大勢います。

脳梗塞や心筋梗塞は、血管の病気です。血管が損傷し、損傷箇所にできた血の塊（血栓）が脳の血管で詰まると脳梗塞、心臓で詰まると心筋梗塞となります。ですから、脳梗塞や心筋梗塞を防ぐには、血管の健康が不可欠となってきます。

脳梗塞や心筋梗塞を起こす血管の病気とは、動脈硬化です。動脈硬化は、血管壁がなんらかの理由で柔軟性を失ったり、狭まったりする病気です。

したがって、まずは、動脈硬化を改善・予防しなければなりません。そのためにおすすめしたいのが、**カルシウムを豊富に含んだ「硬水」です。**

「カルシウム・パラドックス」という言葉をご存じでしょうか。

カルシウムは一般に骨や歯を形成するミネラルと思われていますが、血液中にもわずかながらカルシウムが含まれています。この微量なカルシウムは体内環境を整えるとともに、動脈硬化を防ぐ重要な働きを担っています。

そのため、血液中のカルシウム濃度は、体内システムによって厳重に管理されています。万が一、血液中のカルシウムが減ると、ＳＯＳ信号が発動されて、体内システムは骨や歯のカルシウムを血液中に溶け出させて不足分を補います。

このとき、困ったことに、ＳＯＳ信号がうまく止まらず、骨のカルシウムが必要以上に血液中に溶け出すことがあります。すると、血管壁に多量のカルシウムが蓄積して血管壁の弾力を失わせて、動脈硬化を起こす原因になるのです。

動脈効果の予防法というと、食事制限をまっさきに指導されますが、実は血液中のカルシウム量を減らさないことも大事な予防法なのです。そのためにこそ、日常的に硬水を飲んでおくことが重要なのです。

天然水の〝ミネラル〟は体に吸収されやすい

硬水とは、ペットボトルに詰められて売られている水の一種です。ペットボトル詰めの水を、一般にミネラルウォーターと呼びますが、硬水ならばなんでもよいわけではありません。

私たちの細胞は、1万年前から変わっていません。細胞から若返りを図るには、1万年前の人たちが飲んでいたような生の水であることが重要です。つまり、加熱殺菌や消毒などがされていない水を選ぶことです。**ペットボトルに「非加熱」と書かれている水を選びましょう。**

ミネラルウォーターの健康効果は、第一に、水に含まれている天然のミネラルにあります。硬水とは、ミネラル含有量の豊富な水のことです。WHO（世界保健機関）

の基準によれば、ミネラルの含有量が120㎎／ℓ以上のものを指します。

動脈硬化を予防するには、血液中のカルシウム量を減らさないことが重要です。それには、飲食物からカルシウムを補給する必要があります。天然の硬水に含まれているカルシウムは、イオン化されているため100％体に吸収できます。硬水に含まれるカルシウムは、吸収効率が非常によいのです。

なお、カルシウムを体内で上手に働かせるには、マグネシウムも必要です。カルシウムはマグネシウムの助けを借りないと、体内で有効に働けないからです。

カルシウム補給ばかり気にしてマグネシウムが不足してしまうと、細胞にカルシウムが蓄積します。すると、どんなことが起こるでしょうか。カルシウムが血管に蓄積すれば動脈硬化、脳細胞に蓄積すれば認知症になる心配が出てきます。両者の1日の摂取バランスは、**カルシウム2対マグネシウム1が理想**といわれています。厳密に気にする必要はありませんが、カルシウムだけでなく、マグネシウムも適度に含む水を選びましょう。たとえば、「鉱水」や「鉱泉水」「海洋深層水」などです。

また、アルカリ性の水であることも、動脈硬化予防には重要です。

豆乳鍋には、長寿食が詰まっている

動脈硬化を起こすもう一つの原因物質は、活性酸素です。みなさんはコレステロールや中性脂肪などの脂質が動脈硬化をつくると思っているかもしれません。実はそうではないのです。体内の脂質が活性酸素の攻撃を受けると、「過酸化脂質」という悪玉物質に変質します。この過酸化脂質が血管を傷つけ、柔軟性を失わせることによって動脈硬化は起こってくるのです。

ですから、動脈硬化の予防のために、私たちが最も気にしなければならないのは、活性酸素です。そのこともわからずに、肉を控えてコレステロールを無理やり下げようとするのは、体にとってよいことではありません。前にも述べたように、コレステロールは性ホルモンや細胞膜の材料になるからです。とくに、「これから健康長寿を築いていこう」という50歳を過ぎた体は、コレステロールが適度に入ってこなくなると、健康を保てなくなります。**50歳を過ぎたら、コレステロールはちょっと高めくらいのほうが健康体だ**と考えてください。

活性酸素の害を消すために、私が最もよいと考えている料理の一つは、豆乳鍋です。大豆からつくられる豆乳には、フィトケミカルであるイソフラボンがたっぷりと含まれています。そこに、フィトケミカルたっぷりのキノコやニンニク、ショウガ、キャベツ、ネギなど、さまざまな野菜を加えて食べましょう。鍋には鶏肉や豚肉も加えます。フィトケミカルには水溶性のものと脂溶性のものがあります。水分も脂質もある鍋のスープには、フィトケミカルがたくさん溶け出しています。鍋料理はスープまでおいしくいただくようにするとよいでしょう。

味つけは、味噌がおすすめです。大豆からつくられ、たくさんの発酵菌を含む味噌も、抗酸化力の高い調味料だからです。

私は、冬だけでなく夏でもよく豆乳鍋を食べます。定期的に豆乳鍋を食べておくと、活性酸素の害を減らすことができ、動脈硬化予防に役立つことでしょう。

高コレステロールの人こそ、卵を食べよ

さて、問題です。

健康診断でコレステロール値が高いと結果が出ている人は、卵を控えるべきでしょうか。それとも食べるべきでしょうか。

答えは、食べるべきです。「卵はコレステロール値が高いから控えなさい」と医師や栄養士から注意を受けた経験のある人も少なくないと思います。しかし、これは誤った健康常識の一つです。健康長寿を目指すならば、卵は毎日食べるべきです。

「生涯現役」をまっとうされ、92歳で亡くなられた大女優の森光子さんも、「健康のため」と卵を毎日3～4個も食べていたことは有名な話です。

確かに、卵はコレステロール値が高いのは事実です。1個の卵につき、約250ミ

リグラム含まれると算出されています。しかし、卵にはレシチンという栄養素が豊富に含まれています。**このレシチンに、動脈硬化を防ぐ作用があるのです。**

コレステロールには、「善玉」と呼ばれるものと、「悪玉」と呼ばれるものがあります。「善玉」と呼ばれるHDLコレステロールには、血管内に溜まった余分な脂質を包み込んで、肝臓に戻す働きがあります。いわば、コレステロールの「回収屋」です。この働きから、HDLコレステロールは「善玉」と呼ばれるのです。

この回収作業で、おおいに活躍するのが、レシチンです。レシチンには、脂肪と水を混ぜ合わせる強力な乳化作用を持っています。その強い力で、血管壁にこびりついた脂肪を血液に溶け出させ、肝臓に運んでくれるのです。HDLコレステロールが、コレステロールの回収屋として働いてくれるのは、レシチンを豊富に保持しているからです。レシチンをしっかり摂取しておくと、善玉コレステロールを増やすことができます。レシチンは、大豆製品やうなぎなどにも豊富です。

「悪玉」と呼ばれるLDLコレステロールが多い人は、むしろ卵を食べるべきです。私も、1日に1~2個は食べています。

鶏レバーで老化速度がゆるやかに

「寿命の回数券」と呼ばれるテロメアによい栄養素として、今、とくに注目されているのは、「葉酸」です。葉酸とは水溶性のビタミンB群の一種です。葉酸をきちんと摂取している人は、テロメアの短縮のスピードをゆるやかにできます。反対に、葉酸が欠乏するとテロメアの短縮が進んでしまいます。動脈硬化の予防にも、この葉酸の摂取は不可欠なものです。

葉酸を多く含む食品は、ナンバーワンが鶏レバーです。次に、牛レバー、豚レバー、うなぎの肝と続きます。また、植物性食品では、海苔や緑茶の茶葉、抹茶、枝豆、モロヘイヤ、芽キャベツなどにも豊富です。葉酸は酸化しやすい特徴があるため、効率よく摂取するには、新鮮なものを購入し、調理後はすぐに食べるようにするとよいでしょう。

それではなぜ、葉酸はテロメアの短縮防止や動脈硬化予防に必要なのでしょうか。

葉酸の欠乏は、「ホモシステイン」という悪玉アミノ酸を血中に増やします。この悪玉アミノ酸は、血管や神経を傷つける性質を持ちます。血管が傷つけられると、そこから動脈硬化が起こってきます。また、損傷した箇所では、新しい細胞をつくるために細胞分裂のスピードが加速します。ところが、テロメアは細胞分裂のたびに短くなっていく性質を持ちます。すなわち、**葉酸の欠乏は、テロメアの短縮と動脈硬化を同時に進めてしまう**のです。

修道院での調査で、健康長寿の修道女に葉酸の摂取量が多いことがわかりました。葉酸を多く摂取することで、脳卒中や心筋梗塞、認知症などの発症リスクが減るという研究結果も発表されています。

米国や英国をはじめとする世界60カ国では、葉酸の健康効果を重視し、穀類にこれを添加することがすでに義務づけられています。日本でも、女子栄養大学の香川靖雄副学長が中心になり、埼玉県坂戸市で葉酸米の普及に努めています。

「便利な油」をやめれば、血液サラサラ

動脈硬化を予防するには、体に悪い油を体内に入れないことも大事です。体に最も悪い油とは、人工的につくり出した油です。私たちが日常的に食べる油でいえば、マーガリンや大量生産されている揚げ油などです。

これらの油がよくないのは、トランス脂肪酸を含むからです。トランス脂肪酸は、「狂った油」とよく呼ばれる、健康に非常によくない油の一種です。

たとえばマーガリンは、「動物性のバターはコレステロールが高い」という消費者の不安を受け、液体の植物油を固形化できないか、と開発されました。その開発の過程で、植物油に水素が添加されます。このときにトランス脂肪酸が生成されてしまうのです。また、植物油を大量に製造する際、高温で加熱処理される過程でもトランス

脂肪酸はつくられます。

油とは本来、酸化によって劣化しやすい性質を持ちます。ですから、購入後はなるべく早く使い切らなければいけないものです。天然の油のみを抽出しようとすれば、大量生産はできないため、価格も高くなります。ところが、トランス脂肪酸を含む油は、酸化しにくく劣化しにくいので常温で長期保存が可能です。また、人工的な手を加えて製造できるので、大量生産が可能であり、安価です。

こう考えると、トランス脂肪酸は、消費者のお財布思いの油のように感じます。しかし、健康長寿の夢は壊します。**健康長寿を望むならば、トランス脂肪酸の摂取量は極力減らすべき**です。

トランス脂肪酸は自然界には存在しない油です。その人工油が血管壁に取り込まれると正常に代謝できなくなって血管を老化させ、動脈硬化を起こすのです。

米国食品医薬品局（ＦＤＡ）は「食品に使ううえで安全とは認められない。トランス脂肪酸の規制によって、米国内で年間２万件の心臓発作を予防し、７０００人の死者を減らせる」として、トランス脂肪酸の段階的な禁止方針を打ち出しています。

脳のために、これを食べてはいけない

フライドポテト――。私は久しく口にしていませんが、これが大好きな人は多いことでしょう。なぜ、私が口にしないのか。フライドポテトはトランス脂肪酸のかたまりのような食べ物だから、怖くて口に入れられないのです。

「サクサクッ」「カリカリッ」とした食感の揚げ物は、とてもおいしく感じるものです。この食感をつくり出しているのが、トランス脂肪酸です。ファストフードや安い惣菜などの場合、揚げ油の中にショートニングという油がまぜられています。ショートニングもマーガリンと同じく、植物油に水素添加して、常温でも固形状を保てるよう生産されている油です。また、先ほどもお話ししたように、大量生産の安い揚げ油の中にも、トランス脂肪酸は含まれます。

油脂を研究している研究者の間では、**トランス脂肪酸を「プラスチック化したオイル」と呼ぶ**そうです。ショートニングと揚げ油の中にポテトを沈めてつくるフライドポテトは、プラスチックでコーティングしたポテトとも表現できるでしょう。

トランス脂肪酸の害は、動脈硬化を起こしやすくするだけにとどまりません。土壌にプラスチックを埋めておいても分解されないように、トランス脂肪酸が腸内に入ると、分解や代謝に大変なエネルギーと時間が費やされ、大量のミネラルやビタミンが消耗されてしまうのです。また、心臓病や糖尿病の発症にも、深くかかわっていることがわかっています。

さらに怖いのは、脳に深刻な影響を及ぼすことです。脳の大半は脂質でできています。現代人は、不飽和脂肪酸のオメガ3脂肪酸が不足していることは述べました。オメガ3脂肪酸は、脳を構成する脂質として欠かせない栄養素です。ところが、これが不足し、トランス脂肪酸が大量に体内にあると、脳はトランス脂肪酸を材料に使うようになります。その結果、脳の細胞膜が不安定になり、脳の伝達能力が衰えてしまうと考えられるのです。**トランス脂肪酸は脳を壊す危険性の高い油**なのです。

「お手軽食品」には、ウラがある

私たちの周りには、トランス脂肪酸が名前を変えて、さまざまな食品の中に存在しています。レトルトカレーやアイスクリーム、菓子パン、ケーキなど、パッケージの成分表を見て「植物油」と書かれているものには、トランス脂肪酸が含まれていると考えられます。そうした食品を、これまで「安くておいしいから」と日常的に食べてきた人は多いと思います。しかし、今後は脳への影響を覚悟して口にするべきです。現代社会は、トランス脂肪酸を含む加工食品であふれているのですから、自覚しなければ、摂取量を減らすことはできません。

私が一番驚いたのは、コーヒーフレッシュがトランス脂肪酸の油だということです。私は、あの白い液体は当然、原材料は生クリームか牛乳だと思い込んでいました。ところが実際は、生クリームや牛乳は一滴も入っておらず、主成分はサラダ油で、乳化剤や増粘多糖類、カラメル色素などを使って、味や色合いを生クリームそっくりに仕立てていたのです。

コーヒーショップやファストフード、ファミリーレストランなどで、コーヒーフレシュが常温のまま置かれているのを、みなさんも目にしているでしょう。あの小さなカップの中身が、生クリームや牛乳を原料とした液体なら、冷蔵保存しなければ、とたんに腐ってしまうはずです。

コーヒーが好きだけれども、ブラックは苦手だという人は、少々高価でも生クリームや牛乳を入れて飲みましょう。「生クリームはコレステロールやカロリーが気になる」といって、トランス脂肪酸を体に入れるよりはずっとマシです。

世界各国で、今、トランス脂肪酸の健康被害について研究が進められ、報告が相次いでいます。免疫を低下させ、アレルギー性疾患を誘発することもわかってきました。**安価な加工食品には、安価につくれるだけの理由があります。**健康長寿の実現には、今のその一口に意識を向けることがやはり重要なのです。

赤ワインで「長寿遺伝子」がオンになる

「酒は百薬の長」といいますが、本当でしょうか。

酒飲みの人は「イエス！」と答えるでしょうし、下戸の人は「ノー」と口をすぼめるでしょう。それでよいのです。酒は飲める人には、「百薬の長」になりますが、飲めない人には「毒」になります。

では、酒飲みの人とはどんな人でしょうか。酒を飲むと楽しくなり、元気が出る人です。こうした人は、酒を飲むと免疫細胞がグーッと活性化されることがわかっています。ただし、日本酒で表すならば、**この健康効果は2合までです。**2合を越すと、今度は免疫細胞の活性が低下してしまいます。

一方、「ほんのちょっと飲める」という人もいると思います。飲むとすぐに顔が赤くなってしまう人です。こうした人は、酒飲みの人の半分程度しかアルコールの分解酵素を持っていません。この場合は、「今日は飲みたいな」と感じる楽しい気分のときにだけ、飲みましょう。それが酒を「百薬の長」にするコツです。反対に「つきあいだからしかたない」と飲んでいると、10倍以上の確率で食道がんになることがわかっています。お酒とストレスの両者が、免疫力を低下させるからです。

なお、舐めただけでひっくりかえるという下戸の人は、お酒の分解酵素を持っていません。お酒が免疫を下げますから、無理に飲んではいけません。

お酒の種類の中で、若返りに効くのは赤ワインです。赤ワインにはレスベラトロールという強力な抗酸化物質が含まれます。1章でも述べましたが、長寿遺伝子をオンにする栄養素です。

「フレンチパラドックス」という現象があります。フランス人は高脂肪食を好むのに、動脈硬化や心臓疾患の発症率が低い、という不可思議な現象のことです。この現象は、赤ワインが起こしていると考えられています。フランス人は、赤ワインという抗酸化物質を日常的に飲んでいるため、動脈硬化を防いでいるのです。

5章

なぜ、「糖質」が体に悪いのか？

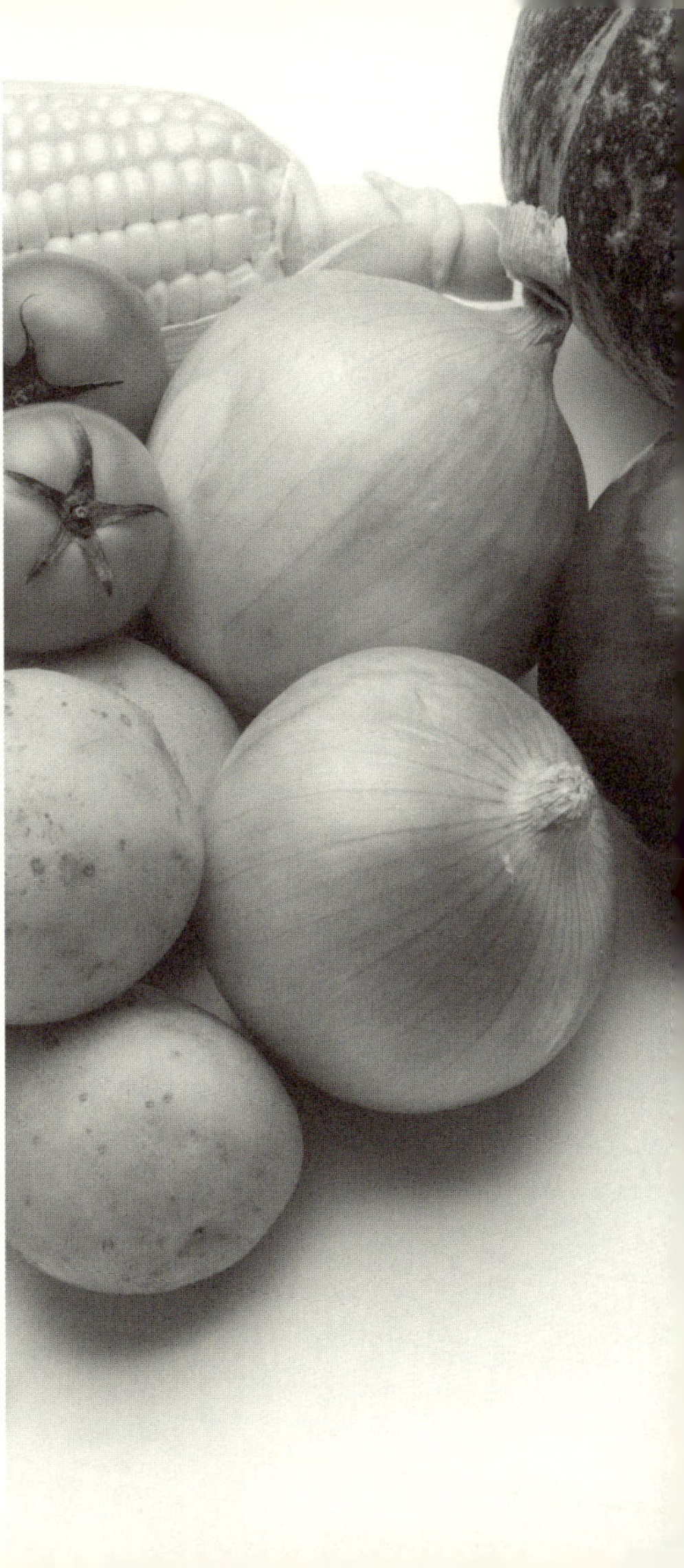

糖尿病の予防に、カロリー制限など必要ない

糖尿病と診断されると、まず、カロリー制限と体重を落とすことを命ぜられます。それでいて、バランスのよい食事が大事だと難しい指導をされるから大変です。栄養バランスを考えながらカロリー制限をするという至難の業を強いられる食事に、喜びはあるのでしょうか。本来、食事とは生きる喜びであり、勉強や治療ではないのです。

私は、糖尿病の予防や改善にカロリー制限など必要ないと考えています。**必要なのは第一に白く精製された炭水化物を控えること**。これさえ実践していれば、糖尿病の多くは改善されますし、糖尿病を発症する可能性も格段に低くなります。あとは、カロリー計算などしなくても、本書で紹介したような長寿食を活用して、食事を楽しめばよいのです。

なぜ、糖尿病には炭水化物の制限こそが必要なのでしょうか。

日本人は遺伝的に糖尿病になりやすいことがわかっています。しかし、糖尿病に苦しめられる人がいれば、ならない人もいます。その違いとは、食にあります。

糖尿病は、摂取した糖質をエネルギーに転換して体がうまく使い切れないことで起こってきます。**日本人が遺伝的に糖尿病になりやすいのは、糖質をうまく使いこなす体内システムがいまだ整っていないからです。**それにもかかわらず、糖質をとり過ぎているから、糖尿病になってしまうのです。

日本人は農耕民族といわれますが、前にもお話ししたように、農耕の歴史が始まって2000年前後に過ぎません。ご飯を「主食」として毎日食べるようになってから、まだ2000年前後しか過ぎていないのです。それまでは、動植物の狩猟・採集によって食を得ており、炭水化物はめったに口に入らない貴重品でした。

人類は、700万年間かけて進化してきた種族であるのに、突然、食事の内容が変わっても、2000年では体が対応できません。それを証拠に、50歳を過ぎたら、主食やお菓子などの糖質をやめてみてください。体調が格段によくなるはずです。

「糖質は大事なエネルギー源」は大間違い

人類がチンパンジーと分かれて誕生したのは、約700万年も前のこと。世界で人類が初めて農耕を始めたのは、1万年前だといわれています。それまでは、野生の動植物や昆虫などを狩猟・採集して暮らしてきたのです。

狩猟・採集の生活では、糖質を得ることはめったにできません。糖質を多く含む穀類や果物、根菜などは、手に入れることの難しい食べ物だったからです。

糖質制限食を批判する声の中には、「糖質は大事なエネルギー源」というものがありますが、約700万年もの間、人類は糖質が制限された環境の中で生き延び、進化を重ねてきました。糖質がメインの栄養素となったのは、世界的に見ればわずか1万年前のこと。日本人が米を主食にするようになってからは、およそ2000年しか経っていないのです。

人間の体に糖質のとり過ぎが適していないことは、人体の成分比率を見ればよくわかります。**人体の主な成分比率は、タンパク質が約46％、脂質が約43％、ミネラルが約11％。糖質はわずか1％です（水分は除く）。**

これに対して私たちの食事の主な成分比率は、糖質が約68％、タンパク質が約16％、脂質が約11％、ミネラルが約5％。人体の成分比率に対して、摂取している栄養素の比率がまったく適合していないことがわかります。

あなたが昨日食べたものを振り返ってください。私たちが口にするものは、いかに糖質を多分に含むものが多いでしょうか。白米やパン、麺類などの主食、果物、根菜、そしてお菓子。1日に食べるもののうち、約7割もが糖質メインのものです。体質にまったく適合しない、こんな生活を積み重ねていれば、体が支障をきたすのは当然のことでしょう。その結果、表れてくるのが糖尿病です。そして、肥満です。中高年になって、お腹まわりにブヨブヨとついてくるぜい肉は、中性脂肪です。中性脂肪は、体が使い切れなかった糖質を脂肪として蓄えている状態なのです。

「白い炭水化物」は体の毒になる

50歳を過ぎたら、白く精製された炭水化物や砂糖は控えましょう。糖質を多く含むため、大量に摂取していると、糖尿病をはじめとする多くの不調がもたらされてしまうからです。

ただし、40代までは、適度にとっておく必要があります。体は、解糖エンジンをメインにエネルギーを生成しているからです。前に「解糖エンジンは子づくりのエンジン」というお話をしました。成長期や生殖期にある人たちは、解糖エンジンによるエネルギー需要が必要になってきます。

とはいえ、人体の成分比率を説明しましたように、大量の糖質は体の邪魔になります。成長期や体を酷使する仕事の人など、摂取したエネルギーを体がどんどん使いきってくれる状態にあるのならば、糖質を多少とり過ぎても問題はありません。そうでない人は、40代であってもとり過ぎは禁物です。運動不足を感じているライフスタイルの人ならば、毎食ご飯茶碗に軽く1杯程度食べておけば十分でしょう。

また、50歳を過ぎた人でも「ご飯が大好きだから、やめるのはつらい」と感じる人は多いと思います。私は、全粒穀物であるならば、ご飯茶碗に軽く1杯程度なら食べてもよいと考えています。全粒穀物とは、たとえば玄米や五穀米などです。

全粒穀物は食物繊維を豊富に含むため、腸内細菌のよいエサになります。腸内細菌が元気づけば、免疫力が活性化するので体調が整い、病気が遠ざかります。

しかも、五穀米などの全粒穀物には、テロメアの短縮を防ぐ効果のあることがわかっています。全粒穀物は食物繊維だけでなく、葉酸やビタミンE、ナイアシンなどのビタミン類やミネラルを豊富に含みます。ビタミンやミネラルは、体を正常に働かせるために、不可欠な栄養素です。また、ビタミンもフィトケミカルの一種で、強い抗酸化力を持ちます。こうした良質な栄養素を豊富に持つ食べ物をとることが、テロメアの短縮の予防には役立つのです。

唐辛子パワーで、健康的に脂肪を燃やそう

中性脂肪が体に溜まると、糖尿病になりやすくなることがわかっています。中性脂肪はエネルギーの貯蔵庫としての役目があります。飢餓を繰り返して生き延びてきた人類は、進化の過程にてエネルギーを脂肪に換えて体に貯蔵するシステムを持ちました。しかし、現代のような飽食の時代には、そのシステムがかえって病気をつくり出してしまっています。この病気というのが、糖尿病だけでなく肥満、がん、脳梗塞、心筋梗塞、動脈硬化などという、いわゆる生活習慣病です。

よって、糖尿病などの生活習慣病を防ぎ、改善するには、中性脂肪の減量から始める必要がでてきます。そのとき、**おすすめしたいのが、唐辛子です。**

唐辛子の辛みの成分「カプサイシン」や辛みのない成分「カプシエイト」には、脂

肪の燃焼効率を高め、肥満を防ぐ作用があるといわれています。この研究を行なっているのが、味の素株式会社の研究グループです。

その研究発表によれば、カプシエイトを継続的に摂取することで、1日あたり約60キロカロリーも燃焼率が上がり、中性脂肪が減少していく効果が認められました。60キロカロリーとは、ウォーキングを18分間行なう運動量です。

ただし、カプシエイトは辛くない新種の唐辛子にのみに含まれている成分です。通常の唐辛子に含まれているカプサイシンだけで脂肪の燃焼率を上げようとすると、唐辛子を約10本分も食べる必要があるとされています。現実には、辛さと刺激の強さを思うと、唐辛子10本を毎日食べるのは不可能でしょう。

それでも私は、唐辛子を毎日の食事でほどよく使っていくとよいと考えています。さすがに10本とはいいません。唐辛子は刺激の強さから、食べ過ぎれば腸粘膜を荒らし、下痢をすることもあります。実は、「おいしい」と感じる気持ちにも、脂肪の燃焼率を上げる効果があることがわかっています。**「おいしい」と感じる気持ちと唐辛子を上手に組み合わせれば、それだけで脂肪の燃焼率を高められる**のです。

イワシのしらす干しが、長寿ホルモンを増やす

「長寿ホルモン」と呼ばれる成分があります。それは、**「DHEA（デヒドロエピアンドロステロン）」**というホルモンです。この長寿ホルモンを増やすには、イワシが効果的です。

DHEAは、腎臓の隣に位置する副腎や性腺から血中に分泌されるホルモンで、糖尿病の予防に関与しています。動脈硬化、がん、アルツハイマー型認知症などの抑制にも必要なホルモンです。

DHEAの分泌量は、男女とも6～7歳頃から増加し、20歳前後にピークに達し、加齢とともに直線的に低下します。そのため、以前から人の老化の代表的な指標として注目されてきました。

ＤＨＥＡの作用メカニズムにおいて、比較的明らかになっているのは、脂肪細胞への関与です。ＤＨＥＡが脂肪細胞に作用すると、インスリンの感受性が高まり、糖の取り込みが増加することが確認されています。

インスリンとは、血液中のブドウ糖（血糖）の濃度を調節するホルモンです。インスリンがうまく機能しなくなり、糖の取り込みが阻害されると、糖尿病が起こってきます。このインスリンの感受性を高める働きがＤＨＥＡにはあります。つまり、ＤＨＥＡが十分に分泌されていれば、糖尿病を予防できるということです。

また、ＤＨＥＡはタンパク質を同化して筋肉を増強させることが知られています。筋肉を増強して消費エネルギーを増大させ、脂肪の燃焼率を高めます。このことも、糖尿病などの生活習慣病を予防する作用につながっていくのでしょう。

ではなぜ、イワシがＤＨＥＡを増やすのでしょうか。

イワシに含まれるセレンは、副腎を活性化することがわかっています。副腎が活性化すれば、ＤＨＥＡの分泌量を増やすことができます。**イワシの中でもとくにおすすめなのは、しらす干しです。**しらす干しには、セレンが豊富に含まれています。

至高の若返り食――「納豆イワシつみれ汁」

ＤＨＥＡの分泌量を直接増やす食品もあります。それは納豆などの大豆食品です。納豆などの大豆食品に含まれるイソフラボンは、ＤＨＥＡの材料になります。

私は、疲れているときや老化を感じるときには、〝納豆イワシつみれ汁〟を食べるようにしています。イワシの身をフードプロセッサーなどですり身にしてつみれをつくり、沸騰した熱湯に入れて火を通したあと、味噌をとき、そこにみじん切りのネギと納豆をたっぷり入れれば完成です。ＤＨＥＡの材料もたっぷりと摂取でき、副腎も元気にできる、至高の若返り食です。

米国国立加齢研究所が行なった米国ボルチモアでの疫学調査があります。716人を25年間追跡調査した結果、**ＤＨＥＡ値が高い人は、低い人よりも長寿だった**ということが明らかになりました。なかでも65歳以上の男性において、ＤＨＥＡ値が低い人は25年後に45％が亡くなっていたのに対し、高かった人は25％しか亡くなっていませんでした。65歳以上の人の25年後といえば、90歳を超えています。この研究結果を見れば、長寿にはいかにＤＨＥＡが重要かおわかりいただけるでしょう。

ＤＨＥＡは、人体のどこで働くかによって、作用の見え方が違ってきます。皮膚で働けば皮膚が若返り、脳で働けば脳細胞が活性化し、筋肉で増えれば筋肉の作用を強くします。脂肪細胞で働けば、脂肪の燃焼率を高めます。

ただし、ＤＨＥＡは、食事から増やすことを考えてください。サプリメントなどの服用はおすすめしません。米国ではＤＨＥＡのサプリメントの販売が認められていて、日本でもインターネットなどを通じて個人輸入できます。しかし、国内ではＤＨＥＡの販売が認められていません。ＤＨＥＡが男性ホルモンの一種だからです。素人が気軽に飲んでよいものではないですし、過剰摂取は思わぬ病気の原因になります。事実、このサプリメントを長期間服用していると、前立腺や卵巣のがんを発症したり、症状を悪化させたりする危険性が報告されています。

コーヒーで長寿ホルモンが増え、内臓脂肪が減る

人の体には、もう一つ長寿ホルモンと呼ばれる成分が存在しています。これを「**アディポネクチン**」といいます。アディポネクチンは、生活習慣病のリスクの指標として新たに注目されているホルモンです。

アディポネクチンが正常に分泌されていると、インスリンを介さずとも糖のとり込みを増やしてくれます。つまり、糖尿病の予防にはアディポネクチンの正常な分泌も重要となってきます。また、アディポネクチンには血管保護作用もあるので、動脈硬化などの抑制にも効果が期待されています。

こう聞けば、アディポネクチンを増やす方法が知りたくなるでしょう。アディポネクチンが分泌される場所は、脂肪細胞です。血中濃度は他のホルモンに比べて桁違い

に多いことがわかっています。ただし、分子構造が複雑で人工的につくるのは難しいのが現状です。つまり、注射やサプリメントで直接体に投与することはできないのです。増やすには、食事から補っていくことが大事です。

名古屋大学医学部の山下健太郎博士らによれば、**「コーヒーの摂取量の多い人は、アディポネクチンの分泌量も多い」**ということです。日本人労働者を対象にした研究によって明らかにされました。

また、杜仲茶《とちゅうちゃ》にもアディポネクチンを増やす作用があることが三重大学と小林製薬との共同研究で明らかになっています。

食べ物の中で効果が期待されているのは、大豆とＥＰＡ（エイコサペンタエン酸）を含むサバなどの青魚です。

これらの食品を日常的にとっていると、アディポネクチンの正常な分泌をうながせると考えられます。

反対に、食べ過ぎや運動不足で内臓脂肪が蓄積すると、アディポネクチンの分泌が阻害され、量が減ってしまうことが知られています。

科学的に証明されたオリーブオイルの力

健康長寿を考えるには、油の使い方が非常に重要であることはお話ししました。亜麻仁油やシソ油などのオメガ3脂肪酸を含む油のほかに、私はオリーブオイルを日常的に使っています。

オリーブオイルは、今、世界中の医学界が注目している油の一つです。米国の食品医薬品局（FDA）は、**糖尿病からくる動脈硬化の改善にオリーブオイルが有効だと**認めています。

また、ヨーロッパの欧州食品安全機関（EFSA）は、エキストラバージン・オリーブオイルに対してヘルスクレーム（健康強調表示）を認定しています。ヘルスクレームとは、ある食品や栄養素が特定の病気に効くと科学的に証明され、そのことをパッケージに表示してよいと認定されることです。

オリーブオイルは紀元前4000〜3500年頃から地中海地方を中心に愛用され続けている油です。この地方の人たちは、肉をふだんからよく食べる高脂肪食を積み重ねていますが、動脈硬化や心疾患が少ないことで有名です。背景には、オリーブオイルの摂取量が多いことがあるのだろうと見られています。

オリーブオイルには、いくつか種類があります。**健康効果がより高いのは、エキストラバージン・オリーブオイルです。**オリーブの実のみを原料にした、酸度の低いものがこの名で呼ばれます。その酸度とは、0・8％以下とされています。一方、低価格で売られているオリーブオイルは、蒸気や溶剤などを利用して精製されているため、抗酸化成分や有効成分が取り除かれてしまっています。

エキストラバージン・オリーブオイルは、ポリフェノールなどのフィトケミカルやビタミンEを豊富に含みます。また、オリーブオイルの脂肪酸は約80％がオレイン酸です。オレイン酸は酸化しにくい性質を持っているため、加熱調理にも適しています。こうした抗酸化力の高さが、健康効果をより向上させているのでしょう。

焼き料理よりは、「蒸し料理」か「煮込み料理」

糖尿病の予防には、体内を糖化させないことも重要になってきます。血液中のブドウ糖が多くなると、体内の糖化が進んで「ＡＧＥ（終末糖化産物）」という悪玉物質がつくられます。ＡＧＥは、熱が加わることによって糖がタンパク質に反応すると起こってくる糖化現象です。砂糖を加熱するとベタベタになるように、体内でもあのような状態が起こってくるのです。

糖尿病の状態を調べるとき、血液検査をして「ヘモグロビンＡ１ｃ」の数値を見ます。ヘモグロビンＡ１ｃは、血液中のタンパク質であるヘモグロビンに糖がくっついてできる物質で、ヘモグロビンがＡＧＥ化する前の段階です。糖尿病になり、**ヘモグロビンＡ１ｃの数値が上がっているということは、体内における糖化現象が進んでい**

ることを表しています。

近年、体内の糖化が進むと、糖尿病が悪化するだけでなく、肌の老化や骨粗しょう症、心筋梗塞、アルツハイマー病なども起こりやすくなることがわかってきました。AGEは、健康寿命の短縮と万病を引き寄せる悪玉物質なのです。

糖化を防ぐには、**第一に血糖値を急激に上げない工夫をする**ことです。そのためには、血糖値を急上昇させる食物をとらないことです。その食物とは、白く精製された炭水化物や砂糖です。

第二に、すでに糖化している食物をできる範囲で避けるとよいでしょう。タンパク質を構成する最小成分のアミノ酸と糖質が、一緒に加熱されると褐色になります。いわゆる「お焦げ」の部分です。食欲をそそる香ばしい焼き上がりのお焦げが、AGEです。トーストやグラタン、唐揚げ、ソーセージなど、高温で加熱する調理はAGE量が多くなります。ただ、これを全面的にやめるのは、困難だとも思います。AGEの摂取量を減らすには、蒸し料理や煮込み料理がおすすめです。焼き料理は週半分以下にするなど、できる範囲で回数を減らすとよいと思います。

間食で体が〝スローミイラ化〟してしまう!?

飲食物に含まれるＡＧＥの多くは、腸が正常に働いていれば体外に排泄されていきます。ただし、約７%だけは体に溜まっていくと見られています。

体内の糖化を防ぐには、体内に蓄積されていくＡＧＥをいかに減らすかを考えることも大事です。食事からＡＧＥを完全に排除するのは難しいので、間食でＡＧＥを含むもの、体を糖化させるものを極力とらない工夫をしましょう。

ＡＧＥは、油で揚げたり焼いたりしているスナック菓子、せんべい、クッキー、ケーキなどに含まれます。体の糖化を進めてしまうのは、砂糖のたっぷり入った甘いお菓子や小麦粉を使ったお菓子、米菓子、甘味料の豊富な清涼飲料水などです。

こうして見てみると、間食で口にするもののほとんどが、ＡＧＥを含むもの、ＡＧ

Eをつくり出すものです。**毎日の食事を安心して楽しむためには、むやみにスナック菓子や甘いお菓子、ジュースなどを口に入れないことです。**

みなさんは「スローミイラ化」という言葉をご存じでしょうか。AGEを含むものの食べ過ぎや糖質のとり過ぎによって、細胞の糖化が進みます。すると、皮膚がたるみ、神経もおかされ、体がミイラ化するようにじわじわと老化が進んでいく現象をスローミイラ化と呼ぶのです。

間食で何気なく口にするお菓子類やジュース類が、あなたをスローミイラ化に導きます。いつまでも若々しく健康でありたいと願うならば、間食の習慣をきっぱりとやめてしまうが吉です。私もミイラ化したくありませんから、お菓子は食べないようにしています。

なお、AGEは高温で加熱することによって起こってきます。私たちの生活に電子レンジは欠かせない存在になっていますが、**実は電子レンジはAGEをつくり出しやすい調理器具です。**電子レンジは、短時間で高温加熱するため、AGEを発生させやすいのです。むやみやたらに「レンジでチン」をしないことです。

ジュースを買うときは「ココ」に注意！

炭水化物に含まれるブドウ糖は、タンパク質を糖化し、ＡＧＥを生み出します。これにより、人を老化に追い込む「スローミイラ化」が始まることは前述の通りですが、ＡＧＥは糖尿病の原因物質でもあります。

そのブドウ糖よりも、さらに危険な糖類があることをご存じでしょうか。

それは、「フルクトースコーンシロップ」です。

フルクトースコーンシロップは、ペットボトル飲料やコーヒー飲料などに多く含まれている甘味料です。こうしたものを飲むときには、商品ラベルの原材料名を確認してください。ラベルに、**「果糖ブドウ糖液糖」や「高果糖液糖」などと記載されていたら要注意です。**

フルクトースコーンシロップとは、どのような甘味料なのでしょうか。

フルクトースコーンシロップは、トウモロコシから抽出された果糖で、砂糖の6倍もの甘さがあります。１９７０年代にアメリカで砂糖の代用品として生産され始めました。砂糖に比べて簡単に安く製造でき、熱に強くて変質しにくいのが特徴です。現在、日本ではペットボトル飲料やコーヒー飲料だけでなく、お菓子や焼き肉のタレにまで幅広く使用されています。

なぜ、フルクトースコーンシロップは、砂糖より体に悪いのでしょうか。

実は、フルクトースコーンシロップは、ブドウ糖に比べて、ＡＧＥ化するスピードが10倍も速いのです。依存性もブドウ糖よりも強いことがわかっています。一度摂取すると、脳がもっとほしいと暴走しやすいのです。

今、子どもたちは、フルクトースコーンシロップの入ったジュースなどを幼い頃から頻繁に飲んでいます。ジュースの味を一度知ると、どこへ行ってもすぐに「ジュース」と執拗に要求します。こうした依存性が、フルクトースコーンシロップにはあります。しかし、飲めば体内で糖化が急速に進みます。注意してください。

血糖値を急に上げない食品を選ぼう

スローミイラ化を避けることは、健康維持と老化予防のためのキーポイントです。糖化を防ぐには、血糖値のコントロールが欠かせません。最も防ぐべきことは、血糖値の急上昇です。食品が血糖値を上昇させる具合は、GI（グリセミック・インデックス）値で表すことができます。つまり、**GI値の小さな食品ほど、血糖値が上がりにくい**と考えることができるのです。

それぞれの食品のGI値は、ブドウ糖を摂取した場合を100として計算されています。食べてすぐに血糖値を急激に上げる食品は、高GI食品と呼ばれます。代表的なものは、白米、餅、食パンなどです。反対に、血糖値をゆっくりと上げる食品は低GI食品といいます。野菜や海藻類、豆類、肉類、魚介類などです。

「GI値」の低い食品を食べよう

●●● 主食のGI値 ●●●

食品…GI値　　※食品100gあたり

高GI食品
（糖化現象を起こす力が強い）

白米…81　食パン…91　うどん…85
フランスパン…93　ベーグル…75　パスタ…65
クロワッサン…70　コーンフレーク…75
ケーキ・マフィン…75　赤飯…77
ロールパン…83　餅…80

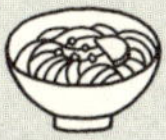
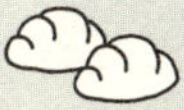
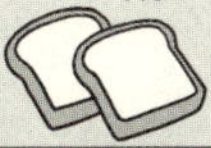
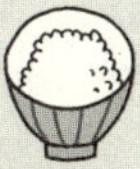
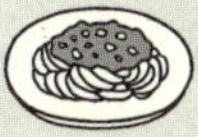

中〜低GI食品
（糖化現象を起こす力はさほど強くない）

玄米…55　雑穀…55　全粒粉のパン…50
ライ麦パン…58　ピタパン…55
日本ソバ…54　中華ソバ…50
オールブラン（シリアル）…45　春雨…26

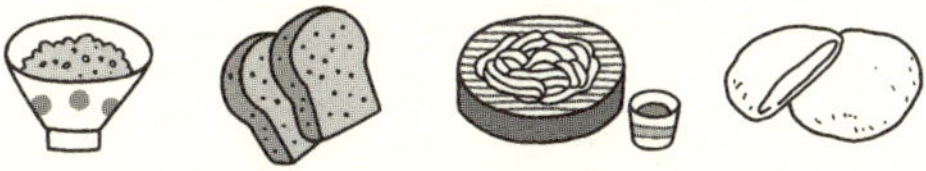

（出典：藤田紘一郎著『50歳から始める炭水化物ぬきレシピ』ワニブックス）

高GI食品と低GI食品の間には、中GI食品が存在します。ここに玄米や五穀米、ソバなどが入ってきます。スローミイラ化を起こす力は高GI食品ほどではないのですが、食べ過ぎないように注意したい食品だと考えてください。

50歳を過ぎて糖質制限食がつらいと感じる人は、中GI食品を楽しみ程度に食べるとよいと思います。また、50歳以下で体がまだ糖質を必要としている人たちも、主食は中GI食品にできる範囲で切り替えていきましょう。

これまで高GI食品を好きなだけ食べてきた人にとって、中GI食品に切り替えることは、最初はつらいかもしれません。まずは3週間だけがんばってみましょう。私も「糖質大好き人間」でしたから、最初はとてもつらく感じました。ところが、1週間が過ぎると、体調が驚くほどよくなり、便の質が格段に上がりました。3週間後には、中性脂肪が落ちて体重が良好なペースで減っていきました。同時に、大好きだった高GI食品が味気なく、パンなどはパサパサに感じて、体が受けつけなくなったのです。**つらいのは最初の3週間だけです。**ここを乗り越えれば、糖尿病も老化も認知症も、多くの病気を引き寄せない体が築かれていくことでしょう。

体質がガラリと変わる「水飲み健康法」とは

糖尿病になってしまった人は、水の飲み方を変えることも大事です。これだけでも、血糖値はずいぶん落ち着いてくるはずです。

糖尿病によい天然水は、アルカリ性の中硬水です。中硬水は、ミネラル含有量を示す硬度が100～300㎎／ℓの水です。一般的に売られている水でいえば「エヴィアン」があります。また、硬度は少々高めになりますが、「ヴィッテル」などでもよいでしょう。糖尿病になると、内臓諸器官の働きが弱くなりがちですので、あまり硬度の高い水はおすすめしません。そうとはいえ、ミネラルを含む水には、生体機能を整え、動脈硬化を防ぎ、体質を改善させる作用があります。そこで、糖尿病の人には適度にミネラルを含む中硬水をおすすめしています。

また、アルカリ性の水であることも重要ポイントです。テキサス大学のG・フェルナンデス博士らは、アルカリイオン水が糖尿病の改善に効果があることを報告しています。博士らは、水には過酸化脂質やコレステロール、中性脂肪などの濃度を薄め、新陳代謝を活発にして糖尿病を防ぐ効果があることも伝えています。新陳代謝が活発になると、脂肪の燃焼も進み、肥満の改善にも役立ちます。

糖尿病の改善には、飲み方も重要です。「ウォーターローディング法」という水の飲み方をご存じでしょうか。もともとはプロスポーツ選手が持久力を高め、成績の向上を目的に開発された「水飲み健康法」です。体質の改善には、ウォーターローディング法で、自分の体質に適した水を飲むことが効果的です。

ウォーターローディング法は、毎日1～1・5リットルの水を日中に飲むようにします。しかし、ただ飲むのではありません。**1回の摂取量はコップ1杯、250ミリリットルほどが目安です。**この水を「のどがかわいたな」と感じる前に飲むようにするのです。方法は、たったこれだけです。糖質制限食に加えて、生活にウォーターローディング法を組み入れると、血糖値の改善に期待が持てるはずです。

6章

元気な腸が、クスリも医者も遠ざける

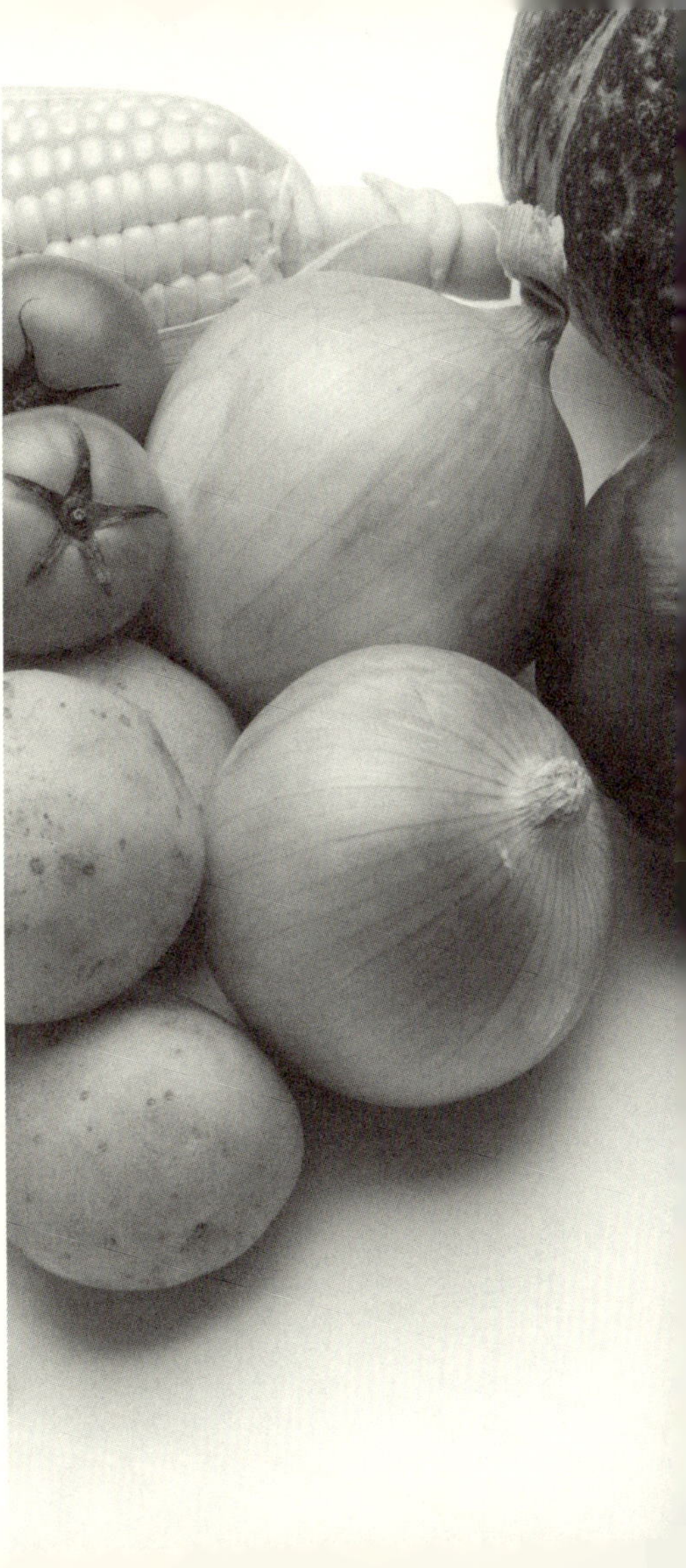

腸内細菌を元気に育てる習慣

健康長寿を築くためには、腸の健康を高めることが何よりも大事です。近年、がんになる人がとても多くなっていますが、志半ばで命を落とされる方々を見ていると「腸をもっと大事にする生活をしていればなあ」と残念な気持ちになります。

万病を遠ざけ、健康長寿を築くには、免疫力を高めることです。**免疫力の7割は腸で築かれます。** 免疫力を発揮する細胞のほとんどは、腸内の粘膜に集中し、体全体の免疫機構も支えているのです。この免疫細胞を活性化するのが、腸内細菌です。

ですから、免疫力を高めるには、腸内細菌の種類と数を増やせばよいことになります。それには、納豆や味噌、ぬか漬け、キムチなどの発酵食品を食べることです。発酵食品に含まれる細菌を腸に入れると、もともといる腸内細菌やその仲間が刺激され、働きを活性化し、数を増やすのです。

発酵食品であれば、一つの食品にこだわらず、いろいろなものを食べるとよいでしょう。そうすることで、さまざまな菌を腸に入れられます。腸と相性の合わない菌は、腸にいつくことができず、まもなく排泄されてしまいますが、それでも「侵入者」が来たということで、腸内細菌たちは結束して働く力を強めます。

また、自然界は細菌の宝庫です。**土や草木、川や海の水にはさまざまな微生物が棲んでいます。**こうしたものと触れ合うことも、腸内細菌を元気づけることに役立ちます。土や虫と触れ合うことを「汚い」「汚れる」といい、ヨーグルトばかり食べていても、腸内細菌は育たないのです。

ヨーグルト市場は近年急激な伸びを見せ、２００２年には４０００億市場になりました。日本人は善玉菌だけを体内にとり入れれば健康によいと思っています。しかし、私たちの研究によると、善玉菌だけでは腸の機能は正常に働かず、悪玉菌も必要であることが明らかになりました。腸を健康にするには、「悪玉菌」も「善玉菌」と同様、必要なのです。

ヨーグルトだけで腸の健康はつくれない

「腸の健康といえばヨーグルト」という健康常識が日本ではできあがっています。しかし、ヨーグルトにはよい一面もあれば、そうでない一面もあります。

ヨーグルトは、ビフィズス菌などの乳酸菌を発酵させてつくる乳製品です。**ヨーグルトに含まれる乳酸菌は胃酸に弱く、約9割が胃で死んでしまいます。**しかし、乳酸菌の棲んでいた溶液が腸に届くと、それが腸にもともといる乳酸菌たちのエサになり、腸の乳酸菌を増やすことがわかっています。つまり、乳酸菌を腸に届けるつもりでヨーグルトを食べていたとしても、実際には乳酸菌は腸に届いていないのです。そこで最近は、胃酸に強い乳酸菌の一種を使って発酵させたヨーグルトが発売されています。

しかし、自分の腸と相性のよい菌でなければ、高価なヨーグルトを食べたところで、その菌群は腸にとどまることができないのです。

そもそも、私は「ヨーグルトを食べていれば腸が元気になる」という考えに安易さを感じてなりません。病原性大腸菌O－157による食中毒はビフィズス菌をふだんからとっていると予防できるとよくいいます。しかし、理化学研究所の研究チームはその相互作用について研究し、意外な結果を報告しています。たしかに、ビフィズス菌はO－157の毒素から腸を守っていることは確認されました。ところが、ビフィズス菌にはO－157を退治する力はなく、それどころか不本意にも敵にエネルギーを与えて毒素の産出を助けてしまうことがわかったのです。

O－157が腸に入ってきたとき、真っ先に退治に働き出すのは、大腸菌など悪玉菌と呼ばれる菌たちです。また、善玉菌と悪玉菌は、なわばり争いをしながら腸に存在しているのも事実ですが、その一方でエネルギー交換をしながら助けあって存在しているのも事実なのです。

ヨーグルトは腸によい一面も持っていますが、それを万能と思わないことです。多種多様な菌を腸に入れてあげることこそ大事だということを知ってください。

ゴボウを食べると腸がよろこぶワケ

腸内細菌の第一のエサとなるのが、食物繊維です。

食物繊維には水溶性のものと不溶性のものがあります。水溶性の食物繊維は、腸内細菌の大好物です。一方、不溶性のものは、腸に溜まったカスをからめとり、大便を大きくしてくれる力があります。腸の健康には、両方の食物繊維が必要です。

この両方の食物繊維をバランスよく含む野菜は、ゴボウです。

日本人の食事摂取量基準（2010年版）によれば、18歳以上の場合、食物繊維の理想の摂取量は男性が19g、女性が17g以上とされています。ゴボウ1食分（2分の1本、100g）には、約5gの食物繊維が「水溶性2」対「不溶性3」の割合で含まれています。**ゴボウを半本食べておくと、1日に必要な食物繊維の4分の1以上を**

まかなえてしまうというわけです。

ゴボウのよいところは、強力な抗酸化力を保持することにもあります。ゴボウを切ると色が黒ずむため、酢水にさらしてアク抜きをするのが一般的な調理法でしょう。アク抜きをすると、水のほうが黒ずんできます。このアクの成分が、クロロゲン酸というフィトケミカルです。クロロゲン酸も、ポリフェノールの一種です。クロロゲン酸をできるだけ多く摂取するには、酢水にさらさないほうがよいのです。

クロロゲン酸には活性酸素をとり除き、体内で発がん性物質が発生するのを抑える作用があります。また、血液をサラサラにしたり、生活習慣病を予防したり、肌を美しくしたりという効果も期待できます。

なお、ゴボウは炭水化物も含みます。ただし、ゴボウの炭水化物イヌリンに対して、人は分解する酵素を持っていません。ですから、食べても吸収されずに、ほとんどが体外に排出されます。よって、体の糖化を心配する必要もありません。

ゴボウのおいしい季節は、秋から冬にかけてです。この時期には、腸内細菌のため、若返りのために、ゴボウを日常的に食べるようにするとよいでしょう。

アボカドのビタミンは、腸も血管も若返らせる

若さを保つために、腸内細菌が重要な役割を担っていることがわかってきました。このことを証明するおもしろい実験結果があります。年老いたネズミの腸内細菌を、若いネズミの腸に入れると、そのネズミは年齢よりも老けていきます。反対に若いネズミの腸内細菌を年老いたネズミに移入すると、年老いたネズミが若返るというのです。

近年、アンチエイジング（抗加齢医学）が話題になっています。「若返りたい」という願いは誰もが持っているものですが、何から始めればよいのか迷うところでしょう。実は**腸内細菌叢を若返らせることが、見た目も内部も若々しさを保つための秘訣だった**のです。

腸内細菌叢の若返りには、やはり食物繊維を毎日しっかりとることです。「森のバター」と呼ばれるアボカドも食物繊維が豊富です。アボカドにもゴボウに匹敵するほどの食物繊維が含まれています。アボカドを1個食べておくと、1日に必要な食物繊維の3分の1を摂取できるほどです。

また、アボカドには、良質な脂質が豊富に含まれています。そのせいで、アボカドは1個で約320キロカロリーものエネルギーを持ちます。ダイエット中の人には敬遠されがちな食材です。しかし、糖質を制限した食生活を送っていれば、脂質を多めにとっても太ることはありません。むしろ、良質の脂質は細胞の若返りをうながしてくれるため、若返りを求めて糖質制限している人にこそ食べていただきたい食材でもあるのです。

さらに、**アボカドは「若返りのビタミン」と呼ばれるビタミンEを豊富に含んでいます。**ビタミンEも、優れた抗酸化力を持つフィトケミカルです。動脈硬化を起こす原因物質は、酸化した脂肪である過酸化脂質だとお話ししました。ビタミンEには過酸化脂質などの酸化物質による細胞のダメージを防ぐ力があるのです。

「食前キャベツ」で免疫力が一気に高まっていく！

私は、メタボの人や糖質制限食を始めたいと思っている人から食事相談を受けると、**「食前キャベツ」**をおすすめしています。キャベツを小さなお皿に1杯分、食事に箸をつける前に食べることです。これだけでも、腸内細菌の状態はすこぶるよくなってくるはずです。

キャベツを小さなお皿に1杯分とは、だいたい100g、食物繊維量は約2gです。キャベツも、水溶性・不溶性の食物繊維をあわせ持つ野菜です。1日3食「食前キャベツ」をすれば、毎日6gもの食物繊維をとることができるのです。

「食前キャベツ」をおすすめしたい理由は他にもあります。キャベツは、がん予防作用のある食品の中で、ニンニクに次いで2位の効果を認められています。

また、キャベツは、69ページのランキングにも出てくるように、腫瘍壊死因子（TNF）を誘導する効果が野菜の中でナンバーワンに位置します。

腫瘍壊死因子とは、がん細胞を殺す作用を持つ物質のことです。がん細胞は私たちの体内に毎日出現しています。よって、毎日キャベツを食べておくと、がん細胞の排除に役立つのです。

食前キャベツは、生のまま食べることをおすすめします。食事の前に生キャベツをバリバリと食べておくと、満腹感を得やすく、食事の食べ過ぎを防げます。

また、キャベツは、イソチオシアネートというフィトケミカルを有します。イソチオシアネートはキャベツを食べたときに感じる、ピリッとした辛み成分のことです。この成分は、切る、潰す、噛み砕く、すりおろすなど、細胞が壊れたときに表れます。イソチオシアネートは生で食べたほうが効率よく摂取できます。だからこそ、食前キャベツは生のまま、よく噛んで食べていただきたいと思います。

キャベツにつける調味料はお好みでよいのですが、味噌やオリーブオイルなど、腸の健康をうながしてくれるものを選ぶと、健康効果をさらにアップできるでしょう。

日本人の腸は「海藻」と相性バツグン

人の体質は、民族によって異なります。それは、持っている腸内細菌の違いによるところが大きいものです。私たちの腸内細菌は、主には親から子に受け継がれ、生活環境の中で多様性を築いていきます。腸内細菌を育むのは、第一に食生活です。つまり、先祖代々食べつないできた食事によって、腸に棲みついている腸内細菌は違ってくるというわけです。

それでは質問です。私たち日本人が持っているのに、欧米人が持っていない腸内細菌には、どんなものがいるのでしょうか。

答えは、ワカメなどの海藻類を分解する遺伝子を持った腸内細菌です。

日本人は古代より海藻類を常食してきました。四方を海に囲まれた日本では、古くから海藻を日常的に食べる食文化が築かれました。日本人ほど海藻を好む民族は、世界的に珍しいといわれています。

こうした食文化は、日本人の8割もの人の腸に、海藻類を分解する遺伝子をもった腸内細菌を棲みつかせました。日本人は、「ゼロカロリー」とされている海藻からも、わずかながらもエネルギーをとり出せる腸内細菌を持っているのです。

また、海藻はミネラルの宝庫です。ミネラルは、人体のさまざまな生体反応の触媒として働いているため、不足すると生命活動に悪影響が及ぼされます。**海藻には、私たち日本人が健康を保つために必須のミネラルがおおいに含まれている**のです。

こうしたミネラルを、海藻から取り出し、腸から体に吸収させてくれているのが、腸内細菌たちです。腸内細菌たちにとっても、海藻が腸に入ってくるというのは、とても喜ばしいことなのです。なぜなら、海藻には、腸内細菌の大好物である水溶性の食物繊維が大量に含まれているからです。

腸内細菌と私たちは互いに助け合う共存関係にあります。私たちが健康になるには、ワカメのような腸内細菌の大好物を腸に送り届けてあげることが大事なのです。

インゲン豆――食物繊維が「うつ」を撃退する

今、日本人にとってがんより怖い病気があります。何かおわかりになるでしょうか。それは「自殺」です。

自殺を「病気」というのは、語弊があるのかもしれません。しかし、私は自殺も一つの病気ととらえています。自殺は、「もう生きていられない」と心も体も追い詰められた末の死であり、実は食生活を整えることで避けられるものだからです。

警察庁が２００５年に発表した統計によれば、20～45歳の男性、15～35歳の女性において、自殺は死因の第１位となっています。自殺者数で見れば、中高年の自殺者は非常に多く、自殺者全体の約６割にものぼります。

「せっかく授かった命。自殺してはもったいないですよ」

そう口でいうのは簡単です。しかし、自殺する人には「もう生きていられない」と思い込んでしまうほどの理由があるはずです。

私は、そうした人たちにこそ「腸内細菌を育てましょう」と訴えたい。多種多様な腸内細菌が腸で育まれ、その証として毎日でっかいウンコを出していれば、人は自ら命を絶ちたいなどとは思わないものだからです。なぜなら、前にもお話ししたように、**腸内細菌がしっかりしていると、脳内の「幸せ物質」の分泌量が大幅に増える**からです。「幸せ物質」が増えれば、幸せの感受性は高まります。

非常に興味深い統計があります。自殺率と食物繊維の摂取量の多さは、反比例するというのです。世界でも自殺率のもっとも低い国の一つであるメキシコは、世界一食物繊維を摂取している国でした。反対に、自殺率のとても高い日本は、世界でも食物繊維の摂取量が少ない国の一つなのです。

メキシコ人は、インゲン豆を主食としています。**インゲン豆は食物繊維が非常に豊富です。**メキシコは失業率も高く、経済的に裕福ではありません。しかし、メキシコ人は陽気で明るく自殺者もうつ病患者も極めて少ない民族なのです。

小腸を丈夫にする自然の「うまみ」成分

食物繊維は腸内細菌のエサになります。それでは、腸そのものは何を栄養として活動しているのでしょうか。

小腸が主なエネルギー源としているのは、「グルタミン酸」です。

グルタミン酸とは、タンパク質を構成するアミノ酸のうちの一つです。

グルタミン酸を多く含む食品は、昆布、シイタケ、緑茶、イワシ、チーズ、トマト、白菜などです。

このグルタミン酸は、「うまみ」をつくり出す成分でもあります。うまみとは、五つの基本味「甘み」「酸味」「塩味」「苦み」「うまみ」の一つです。料理のおいしさをつくり出す大事な味の一つでもあります。

和食をつくるときには、昆布や干しシイタケなどを使って、まず出汁をとります。この出汁が和食の基本です。また、日本人が古くから飲みつないできた緑茶にも、グルタミン酸が豊富です。

日本人は、「うまみ」をとても大事にする民族だと知られています。つまり、**日本人は腸を丈夫にする栄養素を古くから日常的に摂取してきた**ことになります。

最近は、手軽な「うまみ調味料」で味をごまかす方法が受け入れられていますが、うまみ調味料は化学的につくられているもので、活性酸素を発生させる原因にもなります。日本人は「出汁」や「緑茶」という、腸を喜ばせるすばらしい伝統食を持っています。文明社会が与えてくれる手軽さは現代の魅力の一つですが、腸を育む食文化を生活の中から後世に受け継いでいきたいものです。

一方、大腸の栄養となるのは、「短鎖脂肪酸」という成分です。大腸には多種多様な腸内細菌がいて、主に食物繊維を発酵することによって、短鎖脂肪酸をつくり出しています。この短鎖脂肪酸を大腸は自らの栄養としているわけです。ですから、大腸を育むにはやはり食物繊維の力が必要となってくるのです。

善玉菌の大好物は、「オリゴ糖」

50歳を過ぎたら糖質制限を始めるのが健康長寿の秘訣の一つとなってきますが、私はすべての糖質を否定するわけではありません。糖質の中には、腸内細菌の大好物があるからです。

その一つがオリゴ糖です。**腸内細菌の中でも善玉菌の代表といわれるビフィズス菌は、オリゴ糖をとくに好みます。**

日本栄養・食糧学会は、オリゴ糖を摂取すると、ビフィズス菌がどの程度増えるかという調査を行なっています。そのデータによれば、培養検査を行なったところ、オリゴ糖を飲む前は17・8％だったビフィズス菌が、1週間後には38・7％、2週間後には45・9％と大幅に増えていたのです。

ところが、この調査ではもう一つおもしろいことがわかりました。オリゴ糖の摂取をやめたところ、わずか1週間で、もとの状態に戻ってしまったのです。

善玉菌を増やすには、毎日、オリゴ糖を含む食品をとる必要があります。**オリゴ糖を豊富に含むのは、大豆、玉ネギ、ゴボウ、ニンニク、バナナなどです。**また、ハチミツやトウモロコシにも含まれます。ただし、ハチミツやトウモロコシはブドウ糖も多く含みます。食べるのであれば、少量にしておくとよいでしょう。

オリゴ糖は熱や酸に強いので、調理しても変質することはありません。さまざまな料理にこれらの食材を使って、毎日食べるようにしてください。

また、キシリトールやソルビトール、マンニトールなど糖アルコールという種類に属する糖質も、腸内細菌のよいエサになります。

糖アルコールを多く含む食品は以下の通りです。キシリトールはイチゴ、カリフラワー、ホウレン草、玉ネギ、ニンジン、レタス、バナナなど。ソルビトールはリンゴ、ナシなど。マンニトールは昆布に多く含まれています。これらも、腸内細菌を増やしてくれる優秀な食べ物たちです。

アレルギーを腸から治す方法とは

近年アレルギー性疾患に苦しむ人が急増しています。

アレルギー反応が鼻で起これば鼻炎、皮膚で起こればアトピー性皮膚炎、気管支で起これば気管支喘息という病気になります。これらの病気は、炎症を抑えて不快症状をやわらげることが、現在のところ、治療法の第一選択肢とされています。

しかし、私にいわせれば、それは「木を見て森を見ず」の治療法です。炎症を抑える対症療法をいくら続けていても、根本的な改善にはならないのです。

アレルギー性疾患は、いずれも免疫力が弱体化しているときに発症します。克服を求めるならば、何よりもまず免疫力を鍛えることから始めるべきだったのです。

今、アレルギー性疾患に苦しむ人が多くなっているのは、「キレイ社会」がもたらしたツケだと私は考えています。身の回りの菌をみな「バイ菌」扱いし、殺菌・抗菌・除菌を繰り返しているがために、免疫機能が活躍する機会を失わせ、弱体化を招いているのです。また、腸内に菌が侵入してこない生活は、腸内細菌も弱体化させてしまいます。このことも、現代人の免疫機能が弱っている元凶なのです。

よって、アレルギー性疾患の克服を願うならば、第一に殺菌・抗菌・除菌をするためのグッズをすべて家から排除すること。第二に発酵食品を毎日食べて腸を鍛えること。第三は外遊びをたくさんして、土や自然と触れ合うことです。

アレルギー体質を改善する作用を持つ野菜もあります。根菜、ニンニク、シソなどです。アレルギー体質の改善には、これらの野菜を常食することも効果的です。

根菜の中でもレンコンには、最も有効な作用があることがわかっています。レンコンは鼻水・鼻づまりにすばやい効果を示します。レンコンの持つタンニンが炎症を抑える作用を持っているからです。シソには免疫細胞たちの過敏な働きを抑えて、アレルギー反応をやわらげる作用があります。また、クレソンには喘息の発作を抑える作用があることが知られています。

食品の保存料が、腸内細菌を減らしてしまう!

食物繊維を毎日たくさん摂取している人は、明るく陽気な性格をしていて、うつ病や自殺とは縁の遠い人たちです。

反対に、食物繊維の摂取量が減ってくると、心身ともに落ち込みやすく、うつ病や自殺を誘導してしまいやすい心理状態が築かれます。

私は『こころの免疫学』(新潮選書)という本を書いたとき、うつ病になりやすい食事を調べたことがあります。うつ病になりやすい人は第一に、コンビニ弁当やレトルト食品など手軽な食事を好むことがわかりました。第二に、ハムやソーセージ、スナック菓子など食品添加物の多いものをよく食べていたのです。第三は、トランス脂肪酸のかたまりともいえるファストフードを日常的に食べていました。

こうした食事は、心を壊します。腸を荒らし、腸内細菌の量を激減させます。現代人の腸内細菌の数は、戦前戦中の人の3分の1にまで減っていると私は推測していま す。なぜなら、ウンコの量が3分の1に減っているからです。ウンコの固形部分の大半は、腸内細菌とその死骸です。つまり、ウンコが小さいということは、腸内細菌の量も少ないということを表しているのです。

ではなぜ、心を壊す食事は、腸内細菌の量も減らしてしまうのでしょうか。

それは第一に、食物繊維の量が少ないことにあります。第二は、食品添加物が大量に含まれているからです。

食品添加物の中でも、腸内細菌の数をとくに減らしてしまうのは、保存料です。ハムやソーセージなどの加工食品に多く含まれます。保存料は、食品中に含まれる微生物の増殖を防ぎ、腐敗や変質を防ぐ目的で投入されます。つまり、細菌などの微生物の増殖を止める作用があるのです。これが腸に入れば、どうなるでしょう。腸内細菌は増殖を少なからず阻害されることになるのです。腸の健康を守るには、ハムやソーセージなど保存料を含む加工食品はできるだけ口にしないことです。

腸内細菌の増殖を阻害する保存料

食品ラベルに次の名称が記載されている食品は、できるだけ食べないことです。

※以下は、東京都福祉保健局のホームページ「食品衛生の窓」より、転載しました。

「保存料は、食品の腐敗や変敗の原因となる微生物の増殖を抑制し、保存性を高める添加物です。微生物を殺すことを目的とした殺菌剤とは異なります」（↓つまり、殺菌剤ではないけれども、微生物の増殖を抑制する添加物であることを示しています）

◎安息香酸、安息香酸ナトリウム（安息香酸Na）

使用対象食品 キャビア、マーガリン、清涼飲料水、シロップ、醬油。安息香酸ナトリウムについては、菓子製造用の果実ペースト及び果汁にも使用可。

◎しらこたん白抽出物（しらこたん白、しらこ分解物、プロタミン、核蛋白）

使用対象食品 一般食品、とくにデンプン系の食品、魚肉ねり製品、調味料など。

◎ソルビン酸、ソルビン酸カリウム（ソルビン酸K）

使用対象食品 チーズ、魚肉ねり製品、食肉製品、魚介乾製品、つくだ煮、煮豆、醤油漬、こうじ漬など。

◎プロピオン酸、プロピオン酸カルシウム（プロピオン酸Ca）、プロピオン酸ナトリウム（プロピオン酸Na）

使用対象食品 チーズ、パン、洋菓子など。

◎ポリリジン（ε《イプシロン》-ポリリジン）

使用対象食品 一般食品、とくにデンプン系の食品

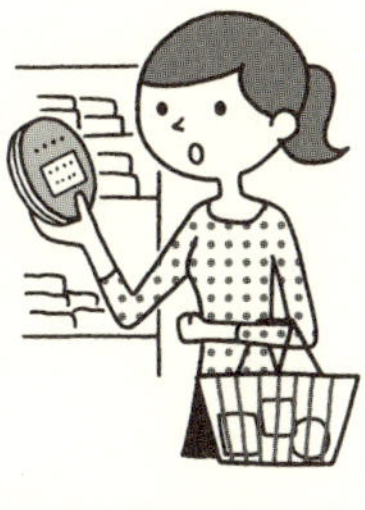

腸を大事にしたいなら「添加物」はNG

私たち人類は、文明や文化を創造する生物種です。より便利で、より快適で、より清潔な社会を先進諸国の人々はつくり出しました。こうした「キレイ社会」は、私たちの免疫力を高めてくれる細菌類までも「バッチイもの」「バイ菌」として排除してきました。そして、日本人の腸に大量の化学物質を送り込むことになりました。

私たちは農薬や殺虫剤を使って「虫も食べないきれいな野菜」をつくってきました。防腐剤が散布された「いつまでも腐らない果物」を食べるようになりました。

「便利さ」の追求は、多量の食品添加物を生み出しました。 さまざまな添加物が入った「魔法の粉」にお湯を注げば、たった3分間でおいしいスープを食べられる時代になったのです。

今や食品添加物は「添加」の域を超えているといわれます。「添加物のための添加物」まで登場し、そうした添加物は「食の化粧品」とも呼ばれています。

食の化粧品――。怖い言葉ですね。細かくした豚肉を亜硝酸ナトリウムで赤く発色させ、結着剤のリン酸塩を入れ、デンプンを加えると、肉の量が倍にまで膨らみます。そこに化学調味料を入れて味をつくったらソーセージができあがります。ある種の加工食品は、添加物によって人工的につくり出されているのです。

このような添加物満タンの加工食品を食べていると、腸内細菌が打撃を受け、アレルギー体質になることが、私たちの調査によって明らかになっています。

また、徳島大学の宮本賢一教授（分子栄養学）は、**食品添加物や加工食品に多く含まれるリンが老化を促進し、寿命を縮めている**ことを研究しています。

ネズミに低リン食を食べさせたところ、長寿遺伝子の仲間の発現量が増加し、さらに糖質を分解・吸収する酵素の働きが低下しました。低リン食を与えたハエの実験では5％寿命が延びたといいます。加工食品やインスタント食品は高リン食です。高リン食が寿命を縮めることは、科学的にも明らかになっているのです。

7章

年齢に合った「食べ方」を始めよう

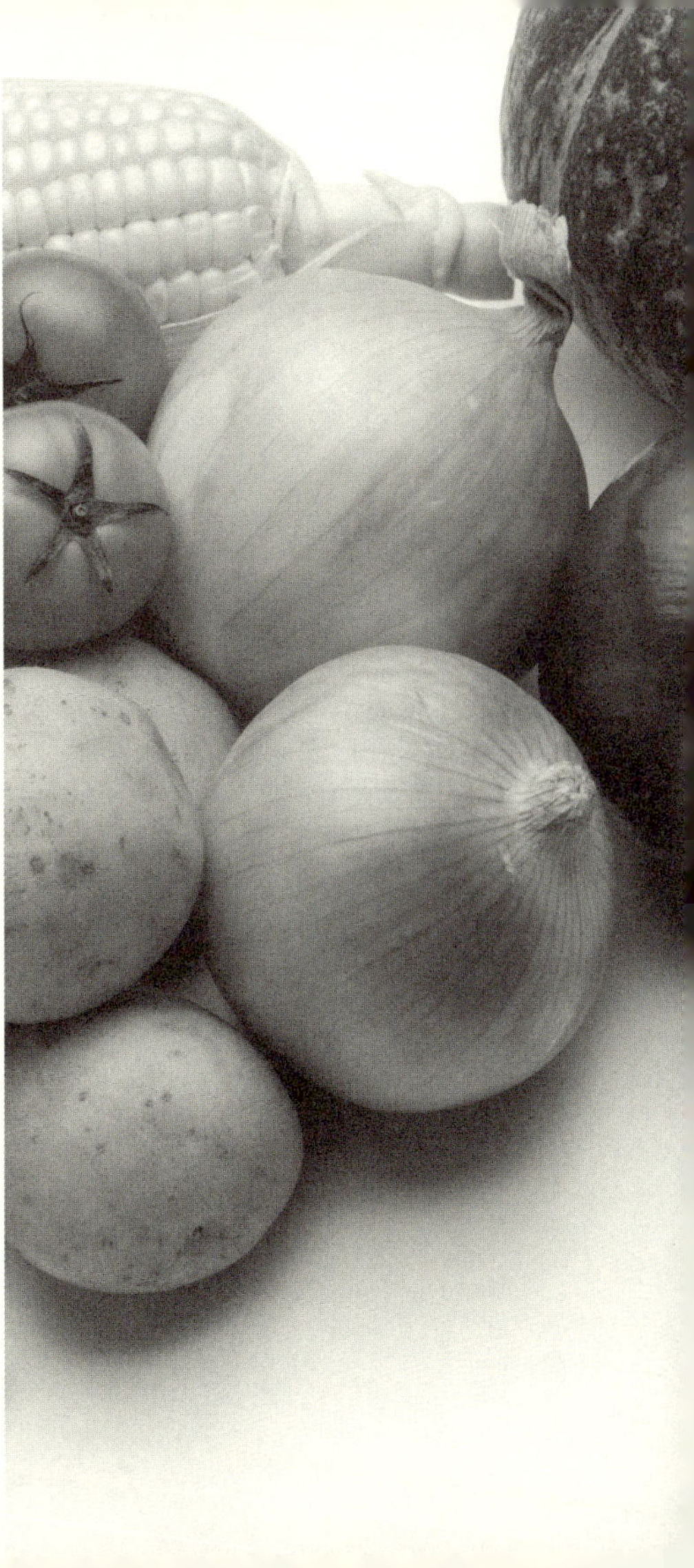

30代は、主食の種類を変えて魚中心に

30代は、そろそろご自身の健康について関心の高まってくる年代でしょう。その背景には、多忙さからくる食生活の乱れ、体調の悪化などがあると思います。

実際、30代になると、多くの人が、20代には難なくできていた徹夜仕事を困難に感じるようになります。疲労感を翌日に残すことも多くなるでしょう。20代の頃の自分とのギャップから、「健康」を強く意識し始めるのが、30代というわけです。

健康志向の強い人は、さまざまな健康法にチャレンジするようになるでしょう。たとえば、本書でも紹介した「糖質制限食」もその一つに入ると思います。しかし、**30代の人がダイエットを目的に糖質制限食を始めても、多くは続きません。**無理に続けていると、かえって疲れやすい体になってしまいます。なぜなら、生殖期にある人は、

糖質を使って稼働する解糖エンジンをメインに動かして、エネルギーを生成している
からです。30代はまだ、体が糖質を必要としているのです。

ですから、**30代のうちは、1日3食、主食をとるようにしましょう。**体が欲してい
るのに、無理にやめようとすると、体を壊すもとになります。ただし、血糖値を急上
昇させてしまうような糖質はできるだけ避けることです。それは、食物繊維をそぎ落
とした、白く精製された炭水化物です。たとえば、白米、パン、麺類、白砂糖などで
す。反対に、食べるとよいのは、玄米や五穀米などの全粒穀物です。

食べる量は、その人の運動量にもよりますが、デスクワークや主婦など、体を酷使
する仕事ではない人は、毎食茶碗1杯で十分です。また、間食で無駄な糖質をとらな
いようにすることも大事です。

なお、**この年代は、タンパク質の摂取は、肉よりも魚がおすすめです。**電子機器に
囲まれ、活性酸素を大量に浴びやすい30代は、体内のコレステロール量が多くなると、
活性酸素の害を受けて、生活習慣病の前段階がつくられやすくなります。肉は、週に
1〜2回、楽しみ程度に食べるようにするとよいと思います。

40歳を過ぎたら「食べる順番」を工夫する

人の体は、呼吸や体温調整など生命を維持するためにエネルギーを使っています。こうした生命活動によってエネルギーが消費されることを基礎代謝と呼びます。基礎代謝は、消費される全エネルギーの約7割を占めています。ですから、肥満を防ぐには、この基礎代謝力を高めることが重要になってきます。

ところが、40代になると、基礎代謝力は、若い頃と比べて著しく低下してしまいます。エネルギーを溜めこみやすい体になっているというわけです。それはつまり、太りやすい体になっているという意味です。

肥満は万病のもとです。第一に、活性酸素が体内に充満しやすくなります。活性酸素は、あらゆる細胞を老化に導きます。40歳を過ぎると、同じ年齢の人でも、見た目で大きな差が表れ始めます。太っている人が年齢以上に老けて見えるのは、活性酸素によって老化が加速度的に進み始めているからです。

40歳になったら、まず「食前キャベツ」を始めてください。食前キャベツをするだけで、体重を落とすことができますし、腸内環境も良好にでき、体内に溜まりがちな活性酸素も減らすことができます。

次に食べる順番に気をつけましょう。食事は、野菜から食べるようにします。目安としては、4～5口程度でよいでしょう。しっかり噛んでから飲み込むようにしてください。食物繊維が腸に先に入っていると、次に入ってくるタンパク質・糖質の分解をゆるやかにし、無駄な吸収を防いでくれます。次に、タンパク質の豊富な食品を口にします。肉や魚などです。

そのあとで、五穀米や玄米など糖質を多く含む主食を食べます。すると、糖質の吸収速度が抑えられ、血糖値の上昇を防げるのです。なお、40代になったら、少しずつ糖質制限を始めて、体を慣らしていきましょう。夕食は主食を食べないだけでも、体重も落ち、体調は改善されていくと思います。

40代以降の独身男性は「食べる環境」に注意

２０１０年の調査によれば、生涯未婚率は男性が20・14％、女性が10・61％になるそうです。生涯未婚率とは、「50歳時」の未婚率を算出したものです。つまり、40代までに結婚しなかった人の割合と考えていただければよいでしょう。

今、独身のまま中年期を過ごす人が、私が40代の頃よりかなりの割合で増えています。１９８５年の調査では、男性の生涯未婚率は３・89％でした。これに対して現代は、５人に１人が中年期を独身で過ごしていることになります。

もう一つ、40代の人にとって興味深い統計があります。**40歳以上で離婚した人は、そうでない人に比べて寿命が10年も短くなっている**のです。

40代で独身の男性は、寿命を縮めやすい生活環境にあります。そのことを意識してください。40代の独身男性は、インスタントラーメンやコンビニ弁当のように、料理の手間のない簡単な食事をより多くとるようになります。そうした食品には、腸内細菌の数を減らしてしまう保存料や、体内の活性酸素量を増やしてしまう食品添加物が含まれています。調理が面倒ならば、ご自身の体のために、和食の居酒屋など、健康志向の料理店で食事をするようにしましょう。

また、独身男性は、1人でテレビや新聞を読みながらの「ながら食べ」が習慣になりがちです。**「ながら食べ」も命を縮める習慣です。**食べることに意識が向いていないため消化が悪く、免疫力も低下します。交際中の相手がいなくても、1日1回は友人などリラックスできる相手を見つけて、ゆっくりとおしゃべりをしながら30分以上かけて食事をしてほしいと思います。夕食が難しいならば、ランチでもよいのです。人と談笑しながら食べることで、免疫力はグンと上がります。

男性に対し、女性は、既婚であろうと独身やバツイチであろうと、免疫力に差は出ません。女性は社会性のある人が多く、自分が楽しめる相手を見つけるのが上手だからです。女性は男性によって免疫力が左右されることがないのです。

50代からは「炭水化物」を制限する

人の体は、個人差はあるものの、50歳前後に、エネルギーを生成するメイン工場が解糖エンジンからミトコンドリアエンジンに移り変わります。すなわち、生殖のための体から、長生きのための体に切り替わるのです。

ですから、50歳以前の食生活を、50歳を過ぎてからも続けていたのでは、体調に影響が表れます。**50歳を過ぎたら、毎回主食をとらなければいけないほどの糖質は必要なくなります。**それにもかかわらず、糖質を大量にとり過ぎていると、解糖エンジンが無駄に働き過ぎてしまい、ミトコンドリアエンジンの働きを邪魔します。すると、ミトコンドリアエンジンが誤作動を起こし、大量の活性酸素を排出するようになってしまうのです。

ミトコンドリアエンジンが、最も必要としているものは、酸素です。また、高体温、低糖質の環境にあるとき、ミトコンドリアエンジンは良好に働きます。よって、50歳を過ぎたら、高酸素、高体温、低糖質の体内環境を努めてでも保つことです。

そのためには、**1日に何度でもよいので、気づいたら深呼吸を繰り返すようにしましょう。**そのとき、「丹田（おへソと恥骨の間）」を意識して、ここに酸素を送り込むようなつもりで、深呼吸するとよいでしょう。

また、ウォーキングや水泳など、有酸素運動を適度に行なうことも大事なことです。ただし、翌日に疲れを残すほどの激しい運動は、ミトコンドリアを疲弊させるためよくありません。

高体温の体内環境をつくるには、毎日、ゆったりとリラックスした気持ちでお風呂に浸かること。週に1回は近所の温泉施設などを活用して、大きなお風呂に浸かることです。また、体を冷やさない工夫も心がけてください。

そして、何より大事なのは、白米やパン、麺類など白く精製された炭水化物をやめ、砂糖や甘味料を含むお菓子やジュースを口にしない生活を始めることです。

60代――良質な肉が若返る力を与えてくれる

60代になったら、体にとってとくに必要となる栄養素は、コレステロールです。健康診断でコレステロール値が高いと、食生活の改善を注意されることになりますが、60歳を過ぎたらコレステロールは少々高めのほうが健康体だと思ってください。

なぜなら、コレステロールは細胞膜と性ホルモンの材料になる栄養素だからです。人を若返らせる要素とは細胞膜の丈夫さやみずみずしさであり、人に生きる活力を与えてくれるのは性ホルモンです。この大事な若返りの物質の原料となるのがコレステロールなのです。

良質のコレステロールをとるには、良質の肉を食べることです。私は週2回ステーキを食べることを推奨しています。ステーキを食べるときには、食物繊維の豊富な野菜も一緒にとるようにしましょう。コレステロールは、悪玉菌の好物でもあり、取り過ぎれば腸内環境が乱れる原因にもなります。だからこそ、コレステロールのメリットを得ながら、悪玉菌を異常繁殖させないためにも、ステーキと一緒に野菜を食べることが重要なのです。

なお、良質な肉とは、鮮度の高い肉のことです。**新鮮な肉は、脂身の部分の色がきれいな白をしています。**反対に、鮮度が落ちた肉は脂身が黄色っぽくなっています。

できるならば、国産で産地のわかる肉を選ぶとよいでしょう。安価な肉を生産するには、エサ代を抑えつつ、病気もせず、家畜を短期間で丸々太らせる必要があります。そのときに活用されるのは、抗生物質や成長ホルモン剤などを混入した合成飼料です。国内産の肉の場合、化学物質の残留値などは厳しく規制されています。それでも、腸内細菌や人体に与える影響は、少なからずあると私は考えています。

60代になったら、自分の健康のために少々のお金を使うのは、決して贅沢なことではありません。「ピンピンコロリ」「生涯現役」を貫くために、これからの一食一食はとくに大事になってきます。良質な肉は、そのための投資なのです。

70代――マイペースに「生涯現役」を志す

私も今年で75歳になります。人は100歳生きられる寿命を誰もが持って生まれてきていることを考えると、75歳などまだまだヤングボーイの領域です。しかし、生涯現役を目指して、研究と執筆と講演活動に猛進する日々を過ごしていると、さすがに疲労感を強く感じることが多くなってきました。

先日、免疫学者として名高い安保徹名誉教授とお会いしたとき、

「藤田先生疲れていますね。そんな様子だと私より早く倒れてしまいますよ」

と指摘されてしまいました。たしかに、今の私にとって必要なのは、ゆったりと過ごす休息です。70歳を過ぎ、健康長寿、生涯現役を志すならば、**自分のペースで毎日を楽しむことこそ、長生きの秘訣になってくる**のでしょう。

　私は本書の中でたびたび「生涯現役」といってきました。生涯現役とは、仕事を続けることばかりではありません。世間では70代は「高齢者」と呼ばれる領域に入っていますが、それは世間が勝手にいっているだけのこと。世の中のしくみを最も熟知し、経験にもとづく開けた視野で物事をとらえられる70代こそ、最高に「脂がのっている世代」なのです。その特性を活かし、社会にどんどん出て、人のために役立てるよう働くことこそ、私のいう「生涯現役」です。

　あるいは、大好きな趣味に没頭するのも「生涯現役」の一つの形です。

　ただし、私のような無理は禁物です。「疲れているね」と人から指摘されるというのは、やはり心身ともに疲労感が溜まってきている証です。どんなに好きなことでも、やり過ぎれば疲れのもとにもなります。翌日に疲れを残さない程度のスローペースであっても、社会に貢献できるのが、人生の熟練者である70代のなせるワザなのでしょう。

　食事は、週2回ステーキを食べ、他の日は魚料理と和食中心、野菜は多め、主食や間食をとらない生活を続けていけば、活力全開で毎日を過ごせるはずです。

80代——気の合う人との食事が寿命を延ばす

聖路加国際病院理事長の日野原重明先生は、100歳を超えてもなお現役で医者の仕事を続けておられることで有名です。

あれほどのお元気な姿を見せられると、よほど強靱な生命力の持ち主なのだろうと思ってしまうところです。しかし、そうではありません。日野原先生は、大学在学中に結核を患い、長く療養生活を送られたご経験をお持ちです。特別に強い生命力をお持ちだというわけではないのです。

では、あの元気さの源はどこにあるのでしょうか。

最大の要因は、「免疫力を高めることをする」ということです。

日野原先生も、週2回はステーキを食べておられます。そのときには、美しい女性たちをお連れになり、おしゃれなレストランで食事を楽しまれています。食事は、栄養を得るためだけのものではありません。食べる雰囲気によって、免疫は上がりもすれば、下がりもします。免疫を上げる食卓とは、「おいしい」「楽しい」「うれしい」の快の感覚が生み出される食卓です。

ときには、おしゃれなレストランへ出かけ、食事を楽しみましょう。気の合う仲間と出かけられれば、なおよいでしょう。**月に1回でも2回でもよいので、おいしく楽しく談笑しながら食事をすることが、心の栄養にも、免疫の栄養にもなります。**

反対に、キライな人、気の合わない人とは食事をしないことです。誘われても、上手にウソをついて断りましょう。それが大事な免疫を守る秘訣です。

また、「もう、年だから」と、ご自身をおじいちゃん、おばあちゃん扱いしないことも大事です。若い人にはまだまだ負けないと張り合い、若い人と交流をすることも、若さを保つ秘訣です。

日野原先生は、**免疫を高める方法として、いつも笑顔でいること**も大事と述べています。「笑い」は免疫を活性化する最良の秘薬となるのです。

90代以降——今後ますます元気でいるために

「どんなものを食べているかいってみたまえ。君がどんな人間であるかをいいあててみよう」

とは、フランスの美食家ブリア＝サヴァラン（1755～1826）の言葉です。90歳を超えてなお元気なあなたは、日々、楽しさや優しさに包まれた素敵な食卓を積み上げて来られたのでしょう。

人は、誰もが100歳の寿命を持って生まれてきています。それは、テロメア（39ページ）に表れていることです。「寿命の回数券」と呼ばれるテロメアを、上手に使うことができれば、人は125歳まで生きられます。90歳を超えてお元気なあなたは、「寿命の回数券」の使い方がとてもお上手なのでしょう。ですから、そのままの食生活を続けていってください。医師や栄養士などに、「コレステロール値が高いですね」「血圧が高いですね」といわれても、無理に節制する必要はありません。大事なのは、検査で表れる数値を見て健康管理することではなく、ご自身の体調に心を寄せて健康管理することです。

今後ますますお元気になられるためには、水にこだわった生活をしてみてください。かつて日本の家庭は、どこも井戸水を使っており、天然のおいしい水を飲んでいました。その経験がある世代の人は、「たかが水にお金をかけるなんて」と、飲み水にあまり関心を向けたがりません。しかし、現代社会では、ほとんどの家庭では水道水を使っています。殺菌を目的に塩素を大量に投入している水道水は、活性酸素を大量に発生させ、免疫細胞や腸内細菌に打撃を与える水です。活性酸素は、テロメアを短縮させることもわかっています。

長寿の水としておすすめなのは、アルカリ性の天然水です。必ず非加熱の水を選んでください。高齢者の大半が便秘に悩まされていますが、便秘には天然の硬水が効きます。認知症予防には、水素水がよいことがわかっています。

おわりに

長寿食は、一食一食の積み重ね

本書では、健康長寿を築くための食の提案をしてきました。

もう一つ、大事なことがあります。

それは食べ方です。どんなによい食べ物も、食べ方を間違えれば、台無しになってしまいます。

第1に、食事は楽しくすること。

子どもに小言をいったり、パートナーに文句をいったり、負の雰囲気の中で食事をすると、それだけで人の免疫力は低下します。それは、自分だけでなく、大切な相手の免疫力も低下させてしまうことになるのです。

反対に、楽しく談笑しながら食べると、食の持つパワーを超えて、免疫力は向上します。１人で食事をすることが多い人も、大好きな音楽をかけ、テーブルコーディネートに気を配り、楽しい雰囲気の中で食べるものに意識を向けるだけで、免疫力は向上します。

食事は、人にとって単なるエサではありません。楽しさをともなうことで、心の栄養になり、それが免疫力の向上を導き出してくれるのです。

第２に、よく嚙んで食べること。

しっかり嚙んで食べることのメリットは、本書の中でもお話ししてきました。反対に嚙まずに食べると、消化吸収を担う腸の負担が大きくなり過ぎ、腸を疲れさせてしまいます。腸の不調は、万病を引き起こす元凶になります。

第３に、腹八分目を守ること。

「腹八分目に病なし」と昔からいいます。もうちょっと食べたいな、と感じるところで箸を置くことが健康の極意です。大量の食べ物を一度に腸に送り込んでは、それこそ腸を疲弊させるだけです。次の食事の前にお腹が「グ～ッ」となる程度で、箸を置くようにしましょう。

よく噛んで食べ、「食前キャベツ」を実践していれば、自ずと食べ過ぎを防げるでしょう。

いかがだったでしょうか。

本書で紹介したすべてのことを一度に実践しようとする必要はありません。私も、自らの体を実験台に体によい食生活を研究し、少しずつ改善して現在の健康体を築いてきました。今では、めったに風邪も引かないほど元気な体をしています。

できることから少しずつ、でも確実に長寿食を身につけていきましょう。

そうすることで、10年後のあなたは、今以上に健康で輝きのある人生を過ごしていることと思います。

本書は、本文庫のために書き下ろされたものです。

藤田紘一郎（ふじた・こういちろう）

一九三九年、中国東北部（満州）に生まれる。

東京医科歯科大学医学部を卒業し、東京大学大学院医学系研究科博士課程を修了。医学博士。金沢医科大学教授、長崎大学教授、東京医科歯科大学大学院教授を経て、現在は同大学名誉教授、人間総合科学大学教授。

専門は寄生虫学と熱帯医学、感染免疫学。日本寄生虫学会賞、講談社出版文化賞・科学出版賞、日本文化振興会・社会文化功労賞および国際文化栄誉賞など受賞。

おもな著書に『腸内革命』『脳はバカ、腸はかしこい』『50歳からは炭水化物をやめなさい』『アレルギーの9割は腸で治る！』などがある。

知的生きかた文庫

体《からだ》がよみがえる「長寿食《ちょうじゅしょく》」

著者　藤田《ふじた》紘一郎《こういちろう》
発行者　押鐘太陽
発行所　株式会社三笠書房
〒一〇二−〇〇七二　東京都千代田区飯田橋三−三−一
電話〇三−五二二六−五七三四〈営業部〉
　　〇三−五二二六−五七三一〈編集部〉
http://www.mikasashobo.co.jp
印刷　誠宏印刷
製本　若林製本工場

ISBN978-4-8379-8258-6 C0177

知的生きかた文庫

なぜ「粗食」が体にいいのか
帯津良一
幕内秀夫

なぜサラダは体に悪い？――野菜でなくドレッシングを食べているからです。おいしい＋簡単な「粗食」が、あなたを確実に健康にします！

病気にならない全身の「ツボ」大地図帖
帯津良一
藤井直樹

誰でも自分で手軽にできる、温まる。安全で確かな効果があるツボを症状別に紹介。全身の「気と血」の流れが整います。痛み、ストレス解消、老化予防にも。

疲れない体をつくる免疫力
安保 徹

免疫学の世界的権威・安保徹先生が、「疲れない体」をつくる生活習慣をわかりやすく解説。ちょっとした工夫で、免疫力が高まり、「病気にならない体」が手に入る！

40歳からは食べ方を変えなさい！
済陽高穂

ガン治療の名医が、長年の食療法研究をもとに「40歳から若くなる食習慣」を紹介。りんご＋蜂蜜、焼き魚＋レモン……「やせる食べ方」「若返る食べ方」満載！

一生、「薬がいらない体」のつくり方
岡本 裕

なぜ、「9割の薬」は飲んではいけないの？――体本来の免疫力を下げてしまうからです。医者にかからず、薬に頼らず、「元気で長生きしたい人」必読の書！

C50224

2014.10.19